图书在版编目（CIP）数据

知行合医：中医思维模型与专病实战课 / 宋柏杉著 . —北京：

中国中医药出版社，2021.8

（灵兰中医师承学堂系列）

ISBN 978-7-5132-6967-4

Ⅰ . ①知… Ⅱ . ①宋… Ⅲ . ①中医学—医学思想②医

案—汇编—中国—现代 Ⅳ . ① R2 ② R249.7

中国版本图书馆 CIP 数据核字（2021）第 083364 号

中国中医药出版社出版

北京经济技术开发区科创十三街 31 号院二区 8 号楼

邮政编码　100176

传真　010-64405721

山东临沂新华印刷物流集团有限责任公司印刷

各地新华书店经销

开本 710×1000　1/16　印张 15.5　字数 232 千字

2021 年 8 月第 1 版　2021 年 8 月第 1 次印刷

书号　ISBN 978 – 7 – 5132 – 6967 – 4

定价　128.00 元

网址　www.cptcm.com

服 务 热 线　010-64405720

购 书 热 线　010-89535836

维 权 打 假　010-64405753

微信服务号　zgzyycbs

微商城网址　https://kdt.im/LIdUGr

官 方 微 博　http://e.weibo.com/cptcm

天猫旗舰店网址　https://zgzyycbs.tmall.com

如有印装质量问题请与本社出版部联系（010-64405510）

作者简介

　　宋柏杉，副主任中医师，世界中医药学会联合会青年中医培养工作委员会常务理事。幼承中医家学，1991年中医学院毕业，多年来对《黄帝内经》《伤寒论》《金匮要略》《医学衷中参西录》等中医经典进行深入研究，又曾遍访名师，博采众长，运用纯中医思维，治愈大量疑难病症。

　　作者在"中医书友会"微信公众号已发表60余篇学术文章，引起强烈反响；在灵兰中医教授的《攻克十大疾病，成就中医虎将》《直击临床讲金匮》《张锡纯52效方心法求真》等课程，分别有数千学员线上线下学习，并获得学员的广泛好评。

内容提要

宋柏杉老师从医 30 余年来，治愈过大量的疑难病症，对临床常见病更有独到的法式套路。灵兰中医特邀其教授《攻克十大疾病，成就中医虎将》专题课程，经数千学员学习验证后，深感这些宝贵经验可复制、上手快，能明显提高疗效。故精选课程内容编辑成书，以便更多中医同道学习运用。

本书以课程讲稿为基础，选取临床最常见的病种，既保留了授课形式的原汁原味，又突出了作者的中医临床学术精要。书中所述辨证模型、病证分型、用方剂量，均是作者的临床实践所得。

为了让读者容易学习掌握，本书采纳了更具可读性的体例和方法。从中医人体生理入手，剖析疾病的病因病机；分型诊疗部分，以常见证型为纲，指明临床辨证要点，并给出方剂与剂量；全书以"中医思维"贯穿，有作者独到的医论和精彩的医案。

本书对中医学习、临床、教学研究都具有一定的指导意义。

推荐序

　　宋柏杉先生与我亦师亦友，与先生结识是在 2014 年，当时先生以河北"杏林优才"身份于北京中医药大学东直门医院游学。在与研究生讲课讨论时，发觉先生于医道见解精深，遂力邀其授课交流，先生以"神效五苓散"为题，令我及众弟子大有收获。

　　之后常与先生学习交流，对饮小酌，畅论岐黄。得知先生幼承庭训，1991 年大学毕业，毕业未久，即悬壶乡里。勤奋求学，博采众长，熔经方、时方于一炉，合针灸、汤液于一体。取类比象，临证权变；胆大心细，智圆行方。以经方治疗主动脉夹层、急性心肌梗死、顽固性失眠等案例，师古不泥，疗效惊奇，皆得力于医圣之学，诚仲景之传人也。余驽钝之才，学习经方多年，与先生论道，受益良多；先生真知灼见，常令我自愧弗如。

　　先生酷爱中医，常以振兴国粹为己任。不但身体力行，刻苦钻研，且开设微信群，免费授课；组织学术会议，交流心得；传播经典，激励学子，于中医之传承竭尽所能。犹记得新型冠状病毒肺炎疫情初起，先生与我电话交流，力主经方治疫，情真意切，体现出基层中医工作者的责任担当。

　　近闻中国中医药出版社将先生内伤杂病讲稿汇编成书，颇为欣喜。先生将多年治疗高血压、糖尿病、失眠等疾病的经验合盘托出，理法方药，条分缕析，经典案例，生动详实，对内伤杂病的中医治疗颇具临床参考价值。相信此书刊出必将于同道大有裨益，余拍手之余，乐为之序！

张立山

2020年12月于竹雨轩

灵兰序

宋柏杉老师是灵兰平台上最受欢迎的老师之一，其在"中医书友会"公众号发表的文章，总能引起读者的强烈反响——"宋老师说出了我们基层医生的心里话""宋老师讲的内容通俗易懂，是真的来源于临床"……

我们想，这样的医师一定要结识！多年前，我们的创办人蔡仲逊先生和"中医书友会"王超编辑，就曾多次去河北承德拜访宋老师，跟诊学习。与宋老师结识后，我们发现这是一位"敢说、能做、言行一致，并有济世情怀的中医家"。

宋老师敢说。"高血压、糖尿病真的需要终身服药吗？急性阑尾炎、急性胰腺炎的治疗中医比西医慢吗？年轻的临床大夫怎么才能少走弯路？纯正的中医思维应该是什么样的……"

宋老师能做。比如本书内容均来自他几十年的临床实践，每一方、每一药、每一剂量都在临床中用过。书中论述的每一个病种证型，都是在大量临床实践中提炼出来的。有了过硬的临床实证后，才敢揽下这"瓷器活"。

宋老师言行一致。临床上，用纯中医的思维和方法攻克疑难；教学中，传授多年中医实践的心法。

哀疾病之多艰，吾辈当敢为人先，担起中医传承的责任——这是灵兰与宋老师共同的价值观。一位医师一生能救治之人何其有限，然薪火相传，千万医师的星星之火则能真正助力中医事业繁荣发展。惠杏林生春暖，愿世人常无疾。这，便是灵兰邀请宋老师讲课与出版书籍的初衷。

"让中医有发展，让大众更健康"是灵兰人的使命，我们为此遍寻明师，砥砺探索。2019年，灵兰诚邀宋老师传授其临床经验。经过系统整理，宋老师从临床最常见的疾病入手，讲理、讲法、讲方、讲药，可谓倾半生之所学，最终呈现了《攻克十大疾病，成就中医虎将》专题课程，数千学员从中受益，我们频繁收到学员的医案反馈。本书是专题课程内容的节选和整理，单独学习能开卷有益，图书与课程互参，更可相得益彰。

从2013年至今，灵兰的中医之路走了8个年头，有太多的中医人与我们同行。感谢宋老师，感谢所有中医人。让我们共同致力于中医成长，不负先贤，不负韶华。

灵兰书院

2021年1月

自　序

　　六年前与张立山先生促膝长谈，谈及中医现状及发展，先生极力推荐我出一本书，我思之再三，自觉阅历尚浅，还是婉拒了这个提议。因为出书是一件严谨的事情，书一旦出版，白纸黑字写出来，后人就会学习，如果稍有不慎将会遗害后人。

　　直到 2019 年春节，于上饶聆听恩师王力平教诲，"传承医道治病救人是你的使命"。返回北京和蔡仲逊先生一拍即合，决定在蔡先生创办的灵兰中医平台上讲课授学。承蒙医林同道的厚爱，教学现场和网络课平台上收获了众多的认可勉励，后由编委会几经努力出版此书。

　　此书旨在通过概述临床常见的疾病——失眠、心脏病、高血压、糖尿病等，列析原因，并立理法方药，以及疾病预防知识和注意事项。虽未能尽愈诸病，也可以使学者们临证有法可依，有方可用，做到心中明了，不致于临证迷茫。

　　有些健康观念值得商榷。比如高血压病人总追求理想血压值 120/80mmHg，但我个人认为我们应该更加注重感受，每个人都有适合自己的血压，就像我们不能要求所有的男性朋友身高都一米八，女性朋友都是一米六一样，难道个子不符合标准的就锯腿接腿吗？我们平卧的时候是一个血压值，站立的时候是一个血压值，奔跑的时候又是一个血压值。血压绝不能一成不变，比如生气了、感冒受凉了、睡觉不好，血压都会升高；

第一天饮酒了血压会降低，第二天第三天血压值又会升高……那么我们应该选择避免情绪波动、受凉、失眠、饮酒，还是选择继续错误的生活方式，然后再吃上降压药呢？显然是第一种。如果是因受凉导致血压升高，吃点祛风散寒的中药或者中成药就可以，而不是乱用降压药，更不能因此终身服用降压药。

如果一门医学总是要求患者终身服药，这是否是医学的本来目的呢？有些医生危言耸听，说高血压能够使脑血管崩开，患者当然害怕，就开始拼命吃降压药。多年的跟踪研究发现脑出血与高血压没有必然的联系，很多脑出血患者并没有高血压病史，往往是乱服降压药引起。

糖尿病也是如此，每个人的血糖值都会不一样，即便是同一个人在不同时间的血糖也会不停地变化：用脑过度、生气、奔跑、受伤等情况，都会让血糖升高……很多人其实最不珍惜的就是自己最珍贵的身体，总是在放纵自己的欲望和行为！高血糖患者一定不能吃零食，尽量少吃水果，给我们的脾胃得以休息，再加上我们医生的正确治疗，是不需要终身服药的！

最后，衷心希望在更多医生的共同努力下，大众能够尽可能地远离化学药物毒害，回归中医自然疗法，给自己的内脏一条生路，给自己的身体一份快乐，好好珍惜自己的身体与健康。由于时间紧迫，加之个人知识储备有限，书中如有未尽之处，希望同道加以补充和完善！

宋柏杉

2020 年 12 月于宋氏草堂

C目 录
Contents

第七章 咳嗽 / 163

引景

先拿下常见病，再挑战疑难症

这本书的主旨，都是关于中医治病，关于中医思维的。那么什么是中医呢？有人说中医和西医的区别，就在于中医是中国的医学或者中原的医学，西医是西方的医学，其实这是不对的，后来有人改称"祖国医学"，也不准确。在我看来，中医就是中医，不偏不倚，不左不右，是具有中观正见的医学。

中医在很多方面都有优势，我们仅凭三个手指就能诊断出疾病，能判断出病因，分析出病机，开出处方就有效。我们用的中药具有寒、热、温、凉四气，对应着人体的四气，寒者热之，热者寒之。我们纠正它，让人体恢复到阴平阳秘的状态，这才是中医。我们中医是有前途的，作为中医人首先要有信心。

患者看中医有一种心理，往往相信年纪大的。尤其刚毕业的年轻中医师，一开始没有人找你治疗疑难病，只有当你经验和病例积累到一定程度时，才有疑难患者找你以命相托。我更相信年轻人，因为年轻人头脑灵活，知识丰富，更有潜力。我们重点先把临床常见病、多发病这些拿到手里，再一点一点去治疗疑难症、重症。

缺"方法"还是缺"方子"？

很多年轻的医师都面临着一个问题，脑袋里背了几百个方剂，中医基础、中医诊断学都学得不错，中医经典里的《黄帝内经》能熟读，《伤寒论》也能背诵，然而到临床患者一来，却满脑子空白，不知道怎么把我们所学的知识和患者有机地结合起来。因此，需要给大家临证思维的方法，将"所学"变为"所能"。

临床的疾病大致分为外感和内伤两类，所以我们开篇讲"外感模型"，也就是外感病的诊疗思维，从外感病的层层分类，到治疗外感病的原则等方面给大家思路。接着第二篇我们讲"内伤模型"，也就是内伤病的诊疗思维，从"气－血－水－神"四个方面建立起人体诊疗的"经纬线"，然后再分别论述辨证要点和使用的方剂。有了这两套思维模型，我们就可以运用到具体的疾病治疗中，所以在后边的章节，我们选取了临床最常见的专题病种，分别进行讲解。

我们很多人学习经常会出现"所知障"，容易接受和自己相同或者相似的观点，往往很难接受和我们以前所学知识结构不一致的观点，我也有过这样的问题。我们今天讲的观点来源于经典，但又和经典有很大差别，尤其和教科书会差别很大。希望大家能够敞开心胸，在临床验证哪些是有效的，哪些是无效的，然后再去其糟粕，取其精华，结合自己的知识，形成我们自己的辨证体系。我不要求大家能够完全复制我的东西，我这里重点讲的是方法，而不是方子。

借用西医病名，但坚持中医思维

我们在讲专题病种的时候，借用了西医的病名。因为我们中医的病名很朴实，有时不能够说服患者，这是我们的短板，所以有时候讲课需要借助西医的名词。我曾经和很多西医的同行讨论过这个问题，比如老百姓说的胃疼，承德当地叫"心口疼"，中医叫"胃脘痛"，中医的病名就这么简单。但是一个患者来看病，问自己得的什么病，大夫说胃脘痛，患者可能不满意，会说"我知道自己胃脘痛，就想知道自己得的是什么病"，那么西医的名词就很好，说你得的是浅表性胃炎。

虽然我们借用了西医病名来分专题论述，但用的是纯正的中医思维来讲解。比如看到高血压、糖尿病，你不要以为这都是内伤病，你会发现我们用到了治疗外感的方法，治好了高血压和糖尿病。又比如，你会发现"少阳枢机不利"这个证型在好几种疾病中都出现，柴胡桂枝干姜汤这一个方，就可以用来治疗好多种西医的疾病。

关于中西医结合这个话题，可待专家们研究。我个人认为，B超、核磁这些现代科技的检查手段，并不是只能给西医用，中医也可以拿来借鉴应用。仪器可以扩展我们的诊察范围，可以把我们的望诊延伸到微观，给我们一些参考。西医离开这些仪器可能就看不了病，但我们中医却可以。为什么有的学员给我发个化验单，让我开方子，我一律不给开？因为没办法开。我们中医看的是活生生的人，不是一张纸。

如欲了解疾病，必先了解人体

在每种疾病的病机分析的部分，我们都是立足于人体生理，会多次用到"五大藏象气血运行图""气－血－水－神模型""脏腑别通关系"等核心内容。你会发现，每一个专题病种的分型诊疗，其实也都有一个思维模型。你还会发现，按照我们讲的思维模型去分析，同一疾病的常见临床分型可能有寒证和热证，也可能有虚证和实证。

在分型辨治要点部分，诊断的重点要分清寒热和虚实。你觉得寒热好分吗？有的时候到了临床上，还就分不清寒热。比如舌红，我的临床观察发现大多数还是寒证，舌淡嫩往往还是热证。又比如感冒，现在受风寒反而是夏季多，而冬季温病或者伤寒热证更多一些。所以，我们就需要抓住一些核心的辨别要点，比如小便黄，这就是有热。这部分内容，我会在课程里给大家讲。

另外，在诊断中不容忽视的问题，就是"视死别生"。比如我一位小学同学的父亲，有一年他生病了请我去看看，我一去把脉怎么是绝脉呢，对方还问我怎么样，我就拿上急诊箱，跟我同学说，赶快准备后事吧。老爷子说想吃鸡蛋糕，结果吃了一口就咽气了。所以一定要学习辨别危重的脉象，我们中医有一套脉法是把绝脉的，再结合观察"失神"的方法去判断。

切中病机，方无定方

学生跟我出门诊的时候，我给学生们说过："中医治疗疾病的关键是要切中病机，无论是开方药还是做针灸，这都是切中病机的工具。一个病我至少能开出三个处方，都可以有效，这就是中医的特色。中医是个圆，治疗手段是丰富多样的，我们可以从不同的点切入，都可以让这个圆转动起来。"因此，我们在讲某一疾病的证型选方时，可能会给出两三个方剂，大家可以结合患者的具体情况去选用。

另外，大家也要把一些重点的方剂学透了。比如神效五苓散、癫狂梦醒汤、东垣清暑益气汤等，不仅因为这些方子的临床运用范围特别广，而且组方的原理非常值得考究和学习，我们会把这些重点方子的"运用指征"帮大家提炼出来，并且做一些组方原理上的讲解。

比如在病案部分你会发现一个规律，为什么病情转好了，方子却大了？因为药味越少力量越强，患者病情好转之后，才要综合调理五脏。又比如选方组方，也会用到术数方面的知识，比如有的人总害怕，就加上黄连温胆汤，因为八卦左边的是肝、胆、心，对应八卦里的震、巽、离，所以温胆汤治疗心脏病也是有效的。

用中药：一用气，二用形，三用质

我们人体对食物的四气五味是敏感的，中药的原理也是一样，中药药理只能作为一种参考思路，绝对不能替代我们中药传统的用药原理。比如人参叶子成分和人参根有很多成分一样，但人参叶就替代不了人参根；菊花秧子与杭菊都有菊花素，但菊花秧子的提取物能不能有清利头面的作用就很难说。

我们运用中药的原理是一用气，二用形，三用质。比如带刺的中药可以软坚散结破瘀，白蒺藜的刺和皂角的刺都有这个作用，但是它们的成分相同吗？大小蓟带刺的能破下焦的瘀结，它的成分也不同，这用的都是形。同一个药在不同的方剂组合里的作用也可以不一样，比如说石膏在白虎汤里和在大青龙汤里就不一样。石膏的溶出率是 0.22% ~ 40.23%，亲自煎药时会发现倒进去多少石膏，出来药渣就基本还是多少，而把粳米放进去后就是悬浊液，石膏大部分融在里面。白虎汤里加入粳米，白虎汤用的就是石膏的质；大青龙汤里没有粳米，就用的是石膏的气，辛凉透热。

同一味中药，用量的大小不同，在人体力走的速度和位置就不同，它的作用自然也就不同。比如厚朴 60g 是降气的，用 6g 就是通阳的。研究中药有很多方法，中药的归经走向可以通过修炼者吃进去观察，药理实验、动物实验也是可供参考的方法，关于中药研究的问题我在此提出来供大家思考。从古人组方能看出其肯定是经过修炼，了解人体气的运行，了解药物运行路线，别看组方药味有多有少，都符合人体气的运行。

病案实战，立体呈现

我们学病案的目的，不仅仅是看到方法有效增强信心，更重要的是去看一个完整诊疗过程背后的思路。所以，在病案实战部分，我将活生生的病案故事立体地呈现出来，包括症状的描述，尽可能采用形象生动的语言，但也有言所不尽之处。就比如有的围绝经期焦虑症患者，在你门诊就诊根本坐不住，一会儿坐下一会儿起来出去，看一眼就能决定神出问题了，但落实到文字就显得比较呆板。

在病案部分，你会发现，治疗一个患者的方剂，可能是攻补交替使用的。我一般用两诊攻邪，最长不超过三诊，就肯定改用补的方子了，这样不伤害人体。平和的方子才能反复久服。像大柴胡汤、大小承气汤、厚朴七物汤，一般都只用两诊，有的就一诊后就不会再用了，就会转换一下变为柔和的手段，我们也防止医疗风险。中医是管理患者身体的，患者以命相托，我们不能头疼医头、脚疼治脚，长时间、大剂量用某某派的方子，这是不严谨的。

首诊治标还是治本？有了效果要不要调方？比如跟诊的学生问我效果那么好的方子为什么调方了？我说大青龙怎么能连服一个月？如果连续服用可能会亡阳、伤阴。肯定要调，效也要更方。另一方面，不效，也不一定会更方。比如，有一个患者总说没效，但是我把脉确认就是有效的，还是一直用原方开了三诊。患者第四诊时来了，给我鞠躬说我治病真的好，治了这么多地方就在这里治好了。我问患者那为什么每诊还都说不好呢？他说，我就想让你给我使点劲儿。所以我们不仅要治疗患者的疾病，还要研究患者的心理，有些时候不要完全听患者的。

作为中医人，自我修炼不可少

修炼越来越多，手指感觉肯定越来越敏锐，感觉也越来越灵。如果遇到癌症之类的恶性病，在把脉的时候摸着很不舒服，我号脉遇到这样的时间都短，也是防止病气传导，因为病气是会传导的。如果医者身体气血不够强壮，病气会顺着脉象就传导过来，传得很快。遇到这样的情况，就赶紧自己调理打坐，比如做清空漏尽功法，一会儿就好了。

另外，最好不要评价别人的处方。我在灵兰中医出诊的时候，有个高血压患者，身上热，皮肤上湿疹挠得都不像样子，心脏也不好。当时处方是枳实薤白桂枝汤加半夏、四逆汤。她在外面找大夫抄方，大夫看到有附子30g、干姜30g，就说吃了这个药有毒就死了。患者说死了我也吃，吃了3剂后身上就不热了，皮肤病也好了一大半。为什么枳实薤白桂枝汤能治皮肤病？"诸痛痒疮皆属于心"，一治心，相关症状就都好了。

我们如何给患者建议？这要从多方面去考量。但要记住一点，我们不能帮患者去做决策，因为生命有自主选择权。有一个84岁的肺癌患者，查出肺癌后医生就建议做手术。他女儿给我打电话问我怎么办，我说不建议手术，给她讲明了利弊。患者已经八十多岁了，手术打开患者的胸腔切肺，是一个高风险的手术，能不能下手术台也很难说，做完手术生存质量会改善多少，这都是一个未知数。这么高风险的事情，作为医者就不应该再建议手术了。后来患者女儿听了我的话就没有同意手术，到现在为止患者也就是有点腰痛而已，肺部并没有症状。而且肿瘤是患者越年轻长得就越快，因为年轻人细胞活性好，越是老年人癌细胞长得就越慢，不如和它共生凑合几年，要不就是你死我活，杀敌一万，自损八千，没有必要。

养生和宣教，也是我们的责任

在病案部分，有些很明确的起病原因也呈现出来了，很多病因源于患者错误的生活习惯。我们懂得了中医的道理，人体的规律，首先要自己养生，然后就诊之余可以宣教一下患者，让文化不断传承。有些病因是医源性的，比如抗生素的过度使用，不恰当的情况下进行艾灸等。我们要改变患者的用药习惯，这不是一朝一夕的事情，需要几代人的努力，把我们中国人恢复到以前一得病就相信中医的程度，我们要切实地去努力，前途是光明的，道路是曲折的。

我们应该顺应天地之气，来调整自己的饮食运动等生活内容。夏季万物生长，人体毛孔张开，而冬天水冰地彻，大地封藏，人体也要关闭汗孔收藏，阳气会进入身体里面，进入胃肠。所以冬季要进补，冬天杀猪吃杀猪菜此时进补是最好的，不要用海参、冬虫夏草补。人的食物要以方圆百里之内的东西为主食，其他偶尔吃一点没有问题，如果经常吃太远的食物，比如热带水果，对身体究竟有益还是有害？如果从西医角度说，水果富含维生素C、果糖，对身体是有好处的。但是从中医和咱们的文化角度来讲，这些东西就有害处。从地域上讲，一方水土养一方人，靠海边的人吃海鲜就有好处，在内蒙古的人常吃牛羊肉、喝奶也没有问题，中原人就以吃五谷为主，如果天天吃肉喝奶，身体肯定出问题。此外，我们吃东西还要注意时间规律，要顺应四时八节，要顺节气吃，不要吃反季节的食物。春天杏就熟了，夏初桃子熟了，夏天天气炎热时，西瓜又甜又沙，可以消暑解渴。现在冬季也能吃到西瓜，但我从来不吃，冬季以哪里有暑气，所以尽量不吃。

还有我们现在艾灸非常盛行，各地的美容院、按摩院、艾灸馆都大面积地艾灸，现在的艾灸已经出现了很多问题。艾灸不是烤火，艾灸里面没有热灸，谁要做热灸肯定是错了，艾灸只有温灸、微温灸、凉灸（秋灸）。艾灸是可以撤火的，不要用那种热的火去烤。另外，我们身上的很多穴位是禁灸的，但是很多人艾灸上都说挺热乎挺舒服，不管什么部位就灸。还有一种火龙灸，把整个后背都灸上了。比如脊柱后面有灵台穴，神在讲道的地方如果灸上，火热会影响神志，这个人将来可能得抑郁症、焦虑症之类的。又比如风门穴，风门是人体和宇宙交换风气的地方，如果在风口上放一把火，赶上人体气往外出的时候还无所谓；赶上人体气往回走的时候，风火相煽，倒不像真的失火那样把内脏立刻就烧坏了，至少伤害了你内脏的气机，过几年之后肺部长个结节或者肿瘤，你说跟我没关系，当初患者灸完挺舒服的。舒服不等于治疗，我们要管理患者的身体。医这一行是特殊行业，患者是以命相托的，所以们我要争取做到长远地治疗、规划患者的身体，不要逞一时之快只消除症状，消除症状不等于治疗。

习题

第一章

外感模型

中医一定要会治外感病

今天我给大家分享一下中医治疗外感疾病的方法、理论和处方。中医人要想确立疗效，就要能处理临床常见病，比如外感病。我们基层中医一定要把这块蛋糕切下来一部分。

把好诊断的大方向

首先，看病要有一个客观的态度，按部就班地望闻问切、辨证论治，先采集四诊信息，再诊断，再定治法处方。切记犯"先入为主"的毛病，什么是先入为主？就是还没有全面进行四诊采集，医生就先有了主观判断，四诊信息都往那个先有的判断上面靠。

精准的诊断，除了要有一个客观的态度，还需要有一套指导诊断大方向的思维模型，这样至少能保证诊断的大方向不出错。我们讲这个外感模型，就是给大家一个亲临现场的感觉，学习接诊一个患者是怎么思考的。

"善诊者，察色按脉，先别阴阳。"看病要先分阴证还是阳证。第一，就要明确这是外感还是内伤；第二，如果是外感病，还要先分清是寒性还是热性，也可以简要地说是伤寒还是温病的问题；第三，寒性的又分为中风和伤寒，热性的又分为风温、湿温、时疫等。这三个诊断上方向性的问题，影响到后面的治疗和预后，方向和结果是截然不同的。

为什么一个患者进来，医生一拍脑袋就出来个方子呢？方子从何而来？依据何在？医生手下是人命，治不好天理何在？

不要误解了外感病

我们先看中医对病因学的认识，在《金匮要略》里关于病因的学说是这样讲的："千般疢难，不越三条；一者，经络受邪，入脏腑，为内所因也；二者，四肢九窍，血脉相传，壅塞不通，为外皮肤所中也；三者，房室、金刃、虫兽所伤。"这是古人写的三因学说。再看当代人认为的三因：一外因，二内因，三不内不外因。外因是外感六淫之邪侵害人体导致的疾病，不内外因是外伤、药物、虫兽所伤等，内因是情志、饮食、劳逸所伤。我们现代人所说的三因和古人所说的三因是有差别的。由第一条"千般疢难，不越三条；一者，经络受邪，入脏腑，为内所因也"可知，古人说的内因不是饮食劳倦，而是经络受邪内传脏腑。

外感病的范畴是哪些？外感病有哪些特征？有些人认为外感就是受凉、伤风、发烧了，但其实不是的，我们通过案例来感受一下。

外感病的分类

《难经·第五十八难》谈到："伤寒有五，有中风，有伤寒，有湿温，有热病，有温病，其所苦各不同。"第一个"伤寒"是广义的伤寒，指的就是外感病；第二个"伤寒"是狭义的，是相对于"中风"而言的。《伤寒论》第2条里："太阳病，发热，汗出，恶风，脉缓者，名为中风。"古人写文章非常简单明了，只要见到"发热，汗出，恶风，脉缓者"的就叫中风，原文原意就是这样的，没有模棱两可的。什么是伤寒？"太阳病，或已发热，或未发热，必恶寒，体痛，呕逆，脉阴阳俱紧者，名曰伤寒。"都是很清晰的定义。"太阳病，发热而渴，不恶寒者，为温病。若发汗已，身灼热者，名曰风温。""风温为病，脉阴阳俱浮，自汗出，身重，多眠睡，鼻息必鼾，语言难出。若被下者，小便不利，直视失溲；若被火者，微发黄色，剧则如惊痫，时瘈疭；若火熏之，一逆尚引日，再逆促命期。"

《伤寒杂病论》里，把外感病的构架分得更清晰，直接把外感病分为中风、伤寒和风温，风温里包含一个热病。《伤寒论》不是单单讲伤寒的，但是我们现在见到的《伤寒论》为什么独独缺了温病这一块？我想有以下几个原因：

首先，古人刻书是在竹板上，这些竹片很不容易保存，虽然《伤寒论》印刷成书是很薄一本，但是刻在竹简上就应该是很大的一堆。另外，王叔和整理的时候已经又过了几十年，那么这些书很可能有遗失的部分。

直接的根据就是仲景知道有这个病，也有这个病的愈后，比如"若被下者，小便不利，直视失溲"。仲景应该是治过这种病，如果医生误用了下法，患者会出现小便不利，眼睛发呆发直的症状。"若被火者，微发黄色，剧则如惊痫，时瘈疭；若火熏之，一逆尚引日，再逆促命期。"用火攻会出现以上症状，历历在目，就像病例浮现在我们眼前，因为他看过这样的病，凭仲景的智慧是肯定知道治法的。

仲景明确地说了伤寒分为四种：中风、伤寒、温病和风温。神医扁鹊在《难经》里明确地讲伤寒分为五种，但我们很多医生大脑里为什么就觉得只是一种呢？所以说我们有必要把外感病重视起来，每个人头脑中有一个清晰的思路，对疾病有一个清醒的认知。"伤寒有五"，还能不能再简单一些？"善诊者，察色按脉，先别阴阳。"虽然有五，但是也可以将这五个分为两类：

（1）寒性疾病：中风、伤寒。

（2）热性疾病：湿温、热病（时疫）、温病、风温。

患者来了以后，我们做的是反向思维，要先分清是内伤还是外感。如果是外感，是寒性的还是热性的？热性的话，是湿温、温病还是时疫？寒性的话，是中风还是伤寒？

外感模型之辨寒热

患者一进诊室门，我们首先是望诊，"望而知之者谓之为神"。寒性病的表情是伤寒面色，脸色发暗、青黄，身体偏呆滞一些，不那么好动。伤寒病在临床上占绝大多数，热性病只占一少部分，除非流行病爆发的时候，比如小儿的手足口病，大部分（不是所有的）传染病都是热性病。所以一看患者神色形态和动作也能大致分类。

其次是闻诊，听患者说话的声音、咳嗽的声音也能区分。

再次是问诊，热性病患者一般情绪都比较高亢，爱说话一些；寒性病患者一般反应迟钝一些，看多了有经验了一眼就能看出来的。

最后是切诊，寒性病脉紧，浮是不一定的，因为外感病受风寒后第二天最容易出现脉浮。总体来说，寒性病会脸色暗，表情淡漠，语声低怯。脉浮紧（不一定浮，受风寒第二天脉浮），不一定数（有的人虽然发热但是脉也不数）。

湿温病、伤寒病重点是看脉，温病是看什么？

有一个区分伤寒和温病的方法是看牙齿，温病验齿——温病者牙齿干燥，验齿确实很有效。

外感模型之辨中风、伤寒

如果一个疾病已经定性成为寒性疾病，那它究竟是中风还是伤寒呢？

我们有几个手段可以区分。有时候患者不一定能表达清楚自己的症状，甚至不清楚自己是否怕风怕冷。所以区分患者有汗无汗，医生不用询问，直接用手在患者上肢尺肤区域从肘窝处摸到腕横纹（切尺肤），有汗的涩，无汗的光滑，这个隐藏不了。

我望诊和问诊有两个作用，一是印证自己的判断，二是医患双方有一个交流。还有一个检验自己开方对错的标准就是患者就算症状再复杂多变，一个方子也能兼顾。比如患者说自己后背心疼、脚疼等，一个方子如果是对的，就都能兼顾到。如果一个患者说了很多症状，自己的方子都对不上，证明这个方子开得有问题。我的学生都知道，我的方子预判了很多症状。我们治疗的是病机，就是病根，很多症状都会相应减轻。

外感病的寒性病分两种，中风和伤寒。治疗中风，《伤寒论》里有原文："太阳中风，阳浮而阴弱。阳浮者，热自发；阴弱者，汗自出。啬啬恶寒，淅淅恶风，翕翕发热，鼻鸣干呕者，桂枝汤主之。"有同学问我围绝经期综合征多汗烘热怎么治，这不是桂枝汤吗？把把脉，阳虚得厉害就用桂枝加附子汤，脉偏弱就用黄芪桂枝五物汤……仲景在太阳病篇明确地展示了桂枝汤的加减辨证，举了很多例子，比如咳嗽的用桂枝加厚朴杏子汤。

古人写书很直接，不绕弯子，不像现在的人总觉得自己的秘方怕讲出去，其实中医哪有秘方，古书多读一些，上面方子都有，而且治病也没有那么复杂。比如用桂枝汤、桂枝加附子汤、桂枝加厚朴杏子汤临床治疗肿瘤也很多，看似一个内伤杂病，仔细一辨，是个外感，非常简单。

外感模型之辨风温、湿温、时疫

前面讲到患者来了以后，我们要先分清内伤还是外感，判断出是寒性病还是热性病，再区分是寒性病中的中风还是伤寒，或热性病中的风温、湿温还是时疫。叶天士讲的时疫才是真正的传染病，像 SARS 那样的传染病归于时疫。虽然很久都不会遇到，遇到了当时再想对策，每年的流感爆发都有协定处方，都很有效。温病也分了风温和湿温阐述。风温用卫气营血辨证，湿温用三焦辨证，时疫比较少见，若干年才发一次，我们这里重点讲风温和湿温。

风温采取卫气营血辨证，在卫分证一般用辛凉轻剂桑菊饮（有咳嗽的一般多用），辛凉平剂是银翘散。如果高热有汗，邪气到了气分，就可以用白虎汤、葛根芩连汤。热邪到了营分，发热往往不会太高，都是潮热或下午低热，可以用清营汤。如果热入心包，就用清宫汤。入血分临床上也会遇到，比如紫癜病，可以用犀角地黄汤，近些年不是太多。

湿温用吴鞠通的三焦辨证（上焦用柴胡达原饮；中焦三仁汤；下焦用达原饮），临床很多病是都能用到三焦辨证的。我的母亲一氧化碳中毒迟发性脑病，我就用的三仁汤治疗的。西医说是脑袋的病，我们中医治疗大部分在胃肠。其实仔细在胃镜下看胃肠，里面的沟回和大脑长得很像。中医认为脾主意，我们的祖先是很先进的，西医也承认了胃肠能承担一部分记忆功能。达原饮在治疗临床很多下焦病比如膀胱肿瘤、前列腺疾病时用得特别多。很多虽然说是癌，其实是温病的一个变证或类证。

给外邪以出路

无论是寒性的外感，还是热性的外感病，在治疗时都要给邪气以出路。治疗寒性的外感，多用辛温解表。治疗热性的外感，多用辛凉透散。如果没有把握好这个原则，就容易出现误治的情况。

比如初夏流行的手足口病，实际应该定义为"疱疹性咽峡炎"，手心、臀部、大腿内侧起红色皮疹，起口腔溃疡，常急剧发热甚至高热。如果这样的患者看过几例，再看几例伤寒，区别一下就会分清了。这样的热性外感病，高热，不怕冷，绝对没有恶寒，很烦躁，患者哭闹，一般第二天嗓子疼得水都喝不了，孩子很痛苦，家长很揪心。对应的西医治疗一般是抗病毒、消炎，或者会再加中药双黄连、清开灵等，但疗效甚微。

原因是这个病开始是在卫分（温病里的卫气营血辨证），用这么凉的药直接入营血，是没有用的。敌人打到了自己城外，自己一阵炮轰把自己城楼轰塌，有什么用呢？在卫分，直接发散就可以了。这样的病初起阶段就找我治疗的也有，一般都是铁杆粉丝，找我治疗的很多孩子，十几年除了预防针都没因为生病打过针，这些都是有福气的孩子。大部分的人是孩子一高热，父母惊慌失措直接跑医院，先输液十几天，烧不退才找到我，此时病就变了，往往都到营分了。治疗手足口病清营汤还是用得很多的，如果家长不愿意熬中药，很简单，用口炎清颗粒，一般发烧 3 天就好了，花费几十块钱。

中医和西医都认识到了，发热、咳嗽是人体自身的保护反应，是抵御外邪和祛邪外出的表现。但是在临床上医生处理发热的态度和方法就不尽相同了。很多都是急于退烧，儿童一发热，很多医生就说快点治，否则烧成肺炎了，再不治烧成脑炎了，家属就更加恐慌，直接把顶级抗生素就用上了。但是有时候越输液体温越高，旧病未已，新病复起，这样的情况也层出不穷。

人体为什么会咳嗽？当呼吸道有了炎性分泌物或异物，人体会吸气，关闭声门，快速收缩呼吸肌在肺内产生高压，然后声门突然开放，把异物咳出去。我们现在的医疗怎么治疗呢？有些不讲究整体观念的西医同仁，只考虑短期效应，一边抗生素消炎，一边还有氨溴索镇咳，不让咳嗽，这些异物会沉积在肺里，将来会怎么样？这个孩子轻则哮喘，重了就是间质性肺炎、沉积性肺炎。为什么这类的病现在越来越多？很多都是治疗失当导致的。

调护守正

外感病的调护和预防问题，仍然要回到"正气存内，邪不可干"的观念上来。现在很多商家大肆宣传"每人每天 8 杯水""吃水果补充维生素 C""一杯奶强壮一个民族"等观念，若不针对体质，辨证饮食，就有可能产生疾病啊。

说到奶类食品，在人臼齿没有长出来之前，人体自己就会分泌一种酶，就能消化奶类，包括奶类的蛋白和脂肪。当牙齿长全了之后，人体立刻就会停止分泌这种酶，再喝奶时没有了这个酶的作用就会弥漫三焦，阻塞三焦毛窍。就相当于一个筛面的箩，底下的孔都被糊住了，人体会得各种各样的病。很多肿瘤患者在我那里治疗，就是要求他们绝对禁食奶类的。奶是一种寒凉的东西，为什么孩子适合服用？因为儿童是纯阳之体，需要一个阴性的食物来达到身体的阴阳平衡，这个孩子就生长起来了。如果想喝奶，当牙齿全部脱落光了以后，人体很奇怪，又会继续分泌这种酶来消化奶类，这时候再喝奶就不会胃疼、腹泻，还会很舒服，人体还能吸收营养。

现在很多养生理念都是错误的，比如大冬天的泡温泉。中医里讲"冬日封藏，水冰地彻，大地封藏，勿扰闭阳"。但是现在人们上午没时间，好不容易下午不忙或者晚上下班了，就开车去健身房开始努力运动，折腾出汗。人体升阳有三大法宝——动、喜、善，早晨人体阳气是往上升的，这时候人活动活动，有助于阳气的上升。而到了下午申时以后阳气是下降的、收敛的，所以实际上下午是不宜去健身的。下午阳气开始潜藏，应该开始晚上的睡眠状态，人们却在折腾。到了一年四季中的冬天，人体也会关闭毛孔，保存热量，人体内部是热的，外面天是凉的，是不适合汗蒸桑拿的。

病案实战

病例 1　桂枝加厚朴杏子汤治疗肺癌喘憋

有位老先生被两个女儿领来看病，他得的是肺癌晚期。老先生给我鞠了个躬，说宋大夫我听你的话，你让我怎么治疗、怎么配合我都听话。这个肺癌患者我用的就是桂枝加厚朴杏子汤原方，治疗了 20 多天效果很好，咳喘憋都没有了。

这属于寒性外感的中风，寒性的外感病还有一个是伤寒："太阳病，头痛发热，身疼腰痛，骨节疼痛，恶风无汗而喘者，麻黄汤主之。"

病例 2　麻黄知母汤治疗骨癌全身疼痛

何某，这个患者是个渔民，经常在海外打渔，骨癌伴肺转移、淋巴转移，在别的地方治疗 1 年了。他来的时候全身疼痛，尤其是骨节疼，痛得不眠不休，脊柱往后弯，因为身体后倾弯不下腰，即使地上掉 200 元钱，他就算看见了也捡不起来。刻下怕冷，口内有异味，脉浮大而数。

方药予麻黄知母汤：麻黄 30g（患者是东北人，东北人服用麻黄，剂量一般都偏大，还有用到 60g 的情况，最大用过 180g），桂枝 20g，杏仁 10g，炙甘草10g，知母 10g。

大家熟悉《伤寒论》的一看就知道是个麻黄汤证，患者沉寒痼冷非常严重，在我看来就是一个外感病的伤寒。因为口有异味，用了张锡纯的麻黄知母汤，知母可以清利肺、肾、胃三经浮火。有病的人也多少会焦虑，焦虑也会生热；另外，伤于寒者化为热，本身伤寒也会化热。

一诊后患者疼痛减轻大半，症状很快缓解，能弯腰干活了，2个月之后出海打渔了。我不是说麻黄汤是治疗骨癌的方子，但是根据这个患者客观的信息来辨证，我认为他就是外感，该用麻黄汤就要用。

上面这两个案例，我们会不会依据西医诊断是肺癌、骨癌转移，就觉得这个人内伤杂病？我们应该回到中医思维来客观辨证，不能以西医诊断来定外感还是内伤。另外，不要认为新病、急病都是外感，久病、慢病就是内伤，一定要打消这个误解。

我们这里讲的外感病，就像《金匮要略》里讲的那样，外感病和内伤病的界限不是很明显，很多病看着类似内伤，其实经过仔细辨证推敲，往往是外感病。所以不要被病名所局限，我们既然运用中医治疗，就要用中医的思维、中医的四诊来收集资料，最后得出结论，这才是原汁原味的中医治疗思路。如果我们听说一个患者是个膀胱癌，就开始抗肿瘤，把白花蛇舌草、蟾蜍、蝎子、蜈蚣等开上去，真的有效吗？临床上值得大家慢慢推敲观察。我治肿瘤从不用这些药，但是治疗肿瘤的疗效在逐年提高，引入了很多种治法，死亡率大幅降低。

病例3　惊出我一身冷汗，差点把伤寒当温病

夏某，3岁，从石家庄来的，这个孩子发烧1年多，温度波动在38.6～40℃，几家大型西医院均诊断为慢性活动性EB病毒感染。主要表现是高烧、口唇溃烂，在北京治疗7天花了10万块钱，后转中医多方治疗，找到我的一个学生，开始从网上求助于我，给我发孩子的症状，说中医、西医治疗了很多都没什么效果，西医诊断脾大、肝大。找到我之前，曾经给我发过孩子的舌头照片，舌鲜红无苔，类似于草莓舌、杨梅舌。

我看这是一个温病，问患者用过什么方子，小柴胡汤、小柴胡加石膏汤等，退烧的方子能想到的都开过。从照片上看这是个温病，都 1 年了应该已经伤营了，理论上应该用清营汤，可以试试。如果不好建议患者来面诊，毕竟孩子才 3 岁，高烧了 1 年也不是一个小事情。孩子的母亲说我们把后事都准备好了，万一哪天他发烧再也醒不过来，我们就处理后事了。恰好我的学生给他开了一次药就去参加一个会议了，把我的地址和联系方式给了家属，家属就抱着孩子直接来我门诊了。一看孩子的舌象，跟照片是两回事，再看孩子面色，完全就是一个伤寒，伤寒已经邪传少阴。这个差别是不是很大？一个温病，一个伤寒，这是两条路径，温病是伤人津液，伤寒伤人阳气，完全不同的两个医学路径，惊出我一身冷汗。当初我建议是清营汤，能导致亡阳，能要命的，还好患者就吃了一顿也不管用，就直接带孩子过来了。我在门诊给孩子用了艾灸，艾灸神阙（轻易不用，但此刻一定要用的穴位）。患者四肢细，肚子大，一直闭着眼睛哭，睡卧露睛（病危的表现），我号脉后开的四逆汤，紧急煎药同时做艾灸，灸了三壮。当时下午门诊很多患者都在那儿围着那个孩子，大家七嘴八舌的，有说孩子这个病不好治，有说这么危重怎么办，都想看一看。很奇怪的是艾灸的时候，孩子的大肚子就慢慢开始变小，开始排气，当天晚上体温就降到 36.5℃，一直持续治疗 18 天都没有再发烧，孩子吃饭、走路、玩耍都非常好，没有再反复，这个治疗就基本成功了。

讲这个病的意思是告诉大家，不管西医起多么奇怪的病名，我们不要被这些病名所吓倒，如果我们满脑袋点对点的西医思维，就比如这个病"慢性活动性 EB 病毒感染"用什么来对症？是板蓝根还是贯众、金银花？能对上吗？而我们恰恰用的是大辛大热的四逆汤，取得了这么好的临床效果。所以说这个病案是为了强调伤寒和温病是截然不同的病种，我们在临床上一定要分清，也是我们讲外感模型及其重要性的根本原因。

病例 4　伤于寒邪的表情特征

这个病例也很有意思，患者是一位 40 岁女性，2012 年受了风寒，丈夫就说想用被子给她发汗。她被闷上被子后一开始拼命反抗，后来没劲虚脱了躺在那里一动不动。后来她亲戚来了给她送到医院输了几天液也没什么效果，又找中医看也没什么效果，直到 4 个月后找到我。我当时觉得这个患者是思维比较简单的那种人，这是什么病呢？从望闻问切四诊来看，面无表情，就让人想到西医的苦笑面容。实际被寒邪所伤的人表情都是比较呆滞的，让她笑就笑一下，不是那种会心一笑的感觉。你问话患者也能回答，但是脉象是浮紧的，患者说自己全身哪里都疼，头痛、身痛、骨节痛。

这是麻黄汤证。从西医学角度来看，麻黄里的麻黄素能兴奋人的神经。我开的麻黄汤，让她先吃一次，尤其是晚上，吃 1 次不出汗就隔 1 小时再服 1 包，不汗就再服 1 包，必须要发汗。患者说自己不敢发汗了，上次发汗差点没被捂死，这次让她找个房间自己待着出汗。

发汗有几个要领：

（1）发汗时须侧卧，一定不要平卧。平躺时任脉是阴脉之海，督脉是阳脉之海，我们督脉压在下面，往阴经里发汗，病是往里走的。

（2）侧身发汗，在上面的一面一定会先出汗，当上半身微微发汗时即翻身（使另一面在上），预防发大汗，遍身絷絷微似有汗者益佳。

（3）注意保温，发汗后至少保温 2 小时。

患者把药拿回家，吃到第 2 包就出汗了，来复诊时判若两人，能说会道的。一个外感历时 4 个月了，还留在太阳经，我们当然用解太阳之表的麻黄汤。

病例 5　血小板减少性紫癜患者感冒了

刁某，男，5 岁，这个男孩本来有血小板减少性紫癜，但是突然感冒了。我一看脉浮数而躁，脸也不是伤寒那种表情，用排除法也排除了伤寒，我开的是银翘散，患者吃完第二天出了一身红色皮疹。患者又继续服用了两天的药，患者疹子就全部退了好了。这个病我们要是失治或者误治，看着发热但连伤寒还是温病都没分清，后果就是这个患者肯定会出血，轻则肌衄（皮肤出血），重则内脏或者内里出血。这个愈后多么可怕，所以说分清温病和伤寒是极其有必要的。

病例6　黄连解毒汤治疗脑膜炎剧烈头痛

说到黄连解毒汤，有一年流行性乙型脑膜炎特别多，我有个外甥也生病了，转到北京治疗脑病最厉害的宣武医院神经内科。治疗3天后还是高热不退，头痛不止，剧烈呕吐，头胀痛跳痛非常厉害。我当时正在外地学习，第3天夜里大姐着急了给我打电话，我让赶快出去抓中药火速煎好，2~3小时一服，吐了接着吃。我开的就是黄连解毒汤，这个方子治疗脑膜炎的剧烈头痛是非常好用的，我用过很多例。一夜喝了1剂后，头痛消失，高热已退，当时主之治医生还觉得很新奇，突然就好了，其实是我们中医在幕后助他一臂之力。然后外甥出院回家，我又开了几剂药善后调理就彻底好了。

很多急性病、传染病，西医起了很多名字，听着让人很害怕，比如甲型H7N9等各种类型流感。2018年闹得很凶的流感，大部分人是银翘散和麻杏石甘汤证，很多人都中招了去西医输液。还有一年的流感症状是头痛身痛骨节痛、恶寒、高热不退，中医诊断是麻黄汤证，怕化热就加点知母，麻黄知母汤是最好用的，发烧很容易就退烧了。

病例7　这个血小板减少性紫癜，发烧正是治病时

本病例是前面讲那个血小板减少孩子的家长介绍过来的，一个特发性血小板减少性紫癜的3岁孩子，西医查血小板为0。这个孩子治疗的前几诊效果都不理想。他的脉是极其沉的，我用各种辨证方法效果都不好，血小板就上到20万左右就不往上走，怎么都突破不了这个值。我思考一下，说算了，暂时先停药。患者不敢停，说好不容易到了20多万的血小板，停药行不行啊。患者原来一走路脚脖子就出很大的血肿，腿磕一下就会肿得很粗，现在也不出血了，也不用太担心，先回家养着去，什么时候他发烧了再来找我看，而且烧得越高越好，千万别吃退烧药和消炎药。大概十几天以后，这个孩子就突然高烧了，烧到38.5℃，患者给我打电话，我赶快让患者开车把孩子带到门诊来，我一直等他到晚上7点多。我一把脉，浮数偏躁，是温病的卫分证，变通银翘散给孩子一吃，他夜间就出了一身汗，汗出热退身凉脉静，过了几天再查血小板，134万，一直到现在，

孩子都非常好。我的病例都随时能随访的。

病例 8　伤寒病要关注阳气的状态

我这里有个患者，42 岁，不管冬夏，连续 8 年长期泡温泉蒸桑拿。他去年找我看病，说自己看什么都昏暗，各种检查都做了，也查不出病，究竟是怎么了？我一把脉，脉沉微细，阳气极度耗散。我很奇怪他这么年轻，阳气为什么会耗损得这么严重？在了解了他的作息习惯后告诉他，就是因为自己在不合时令的情况下，打开了人体的汗孔腠理，把自己的阳气发越出去。"阳气者，精则养神，柔则养筋。"阳气太虚已经养不了神，所以看什么都是昏暗的。后来我给他开了人参四逆汤，后来他好了又能上班了，这也是一个伤寒病。

我讲这些病例的目的就是让大家一定要分清内伤和外感，分清温病和伤寒，这是有分水岭的，不能把这两个病搞混，一旦混淆，后果不可预知。我们中医人首先要会治疗感冒发烧，如果中医自己感冒了只会输液，这就直接否定了中医和自己，就不算一个合格的中医人。我的家人尤其我的孩子都是用的中医治疗。中医的疗效是确切的，疗效不好的原因是我们的方法不当，我们不能准确地认知一个外感病，甚至连温病和伤寒都分不清，才导致我们疗效差。所以我们要树立信心，认清外感病的治疗方法，用我们的模型先分清寒热，再分清是中风还是伤寒，是风温还是湿温，然后随证处方，我相信临床疗效会大幅提高，这样就可以一点点积累患者，积累人气。我们中医师都是靠周围人宣传，只有疗效好就会有口碑。中医凭什么立足？我们只有凭唯一的一点，也是最重要的一点——疗效！

第二章

内伤模型

诊治内伤病也需要思维模型

上一章内容，我们主要讨论了外感病临床诊断和治疗的问题，现在就要讨论内伤杂病应该怎么去应对。对于内伤病，我们脑子里应该建立怎样的一个模型呢？

在讲之前，我们先来看个病例，让大家思考一下，如果没有一套系统的方法，这个病将会怎么思辨，怎么治疗？等我们把理论讲完之后，大家再怎么看，怎么治这个病？

这位患者是我一位朋友的父亲，64 岁，2016 年 5 月来诊，咳嗽 40 年。他咳嗽的原因很清楚，就是因为抬棺材被压了。在农村死了人是要绑一个架子，把棺材放在上面，16 个人抬这一个棺材。这个棺材把他压了以后他就咳嗽，咳嗽非常剧烈，用镇咳药都没有效，他只有吃西药可待因能够缓解着勉强睡觉。这个病例我们用自己目前的思维方式，会怎么辨证，怎么治疗？

图 1-1 和图 1-2 是治疗前后的舌苔图片，这个病例在后面病案举隅会细讲，大家先把它当作一道题，反思一下自己临证的思维方法是什么。

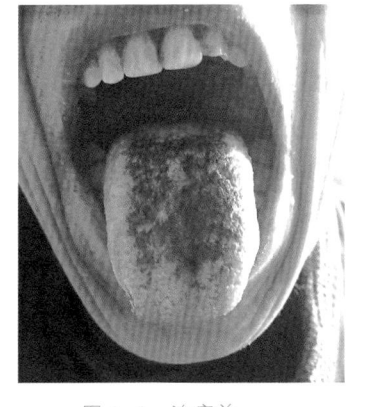

图 1-1 治疗前

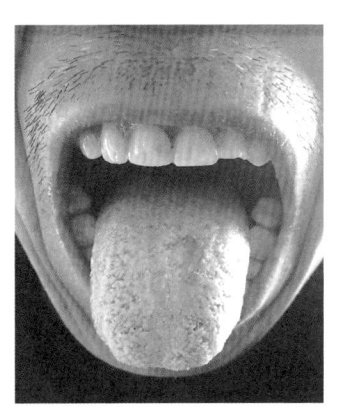

图 1-2 治疗后

抓住诊断的"经纬线"

我们现在绝大部分医生诊病的思路是怎样呢？我通过 30 多年的临床观察，发现了大概有以下几种：

第一是病名对应法，有很多人甚至我的学员跟我说："宋老师，你就给我一个治子宫肌瘤的方吧！""宋老师，治肺癌用什么方？"……那这种方法用到临床呢？就会遇到很多的瓶颈。首先，西医的病名日新月异，我手上的资料说西医的病名已经有 3 万多种。我们假设按病名对应，那我们脑子里要记 3 万多首处方。再遇到一些疑难和特殊的病，比如成人斯蒂尔病、慢性 EB 病毒淋巴感染，拿什么依据去做对应？是对应不了的。

第二是症状对应法，到了临床上，即使是一个患者的症状也是千变万化，怎么通过症状去找到核心问题呢？有人提出，可以将一组有关联的"症状群"去做对应。黄煌老师做的"方证对应"很好，有人说这是中医的低级阶段，有人说是中医的高级阶段，我认为这两种评价方式都是有问题的。方证对应不是高级阶段或者初级阶段，它是我们中医治病的一个目的，无论怎么辨证，最终都要方证对应，才能有效，这是我们想要达到的一个结果。

第三是舌诊对应法和脉诊对应法。以前我听有的老师说，你一伸舌头，我的方子就开出来了，其临床也大部分有疗效。有的老师脉诊学得很精，一把脉就能开方，右寸浮用大青龙，右关上滑用小陷胸，右关滑用半夏泻心汤……有的老师这么用效果也很不错。舌诊和脉诊是我们中医诊病的重要依据，而且舌诊和脉诊是全息对应整个人体的，我们掌握好这些诊法，目的是要为我们所用，成为我们自己的方法。

第四是经典辨证法，比如六经辨证、三焦辨证、卫气营血辨证法等。我们在讲"外感模型"时，讲到了这些辨证方法，在现在的中医临床中，这些方法也被广泛地运用到治疗各种疾病（包括内伤疾病）中。胡希恕老先生在世时力倡六经八纲辨证体系，现在冯世纶老师及其亲传弟子们，一直在广泛应用，临床上疗效很不错，上手也相对容易。

通过对以上几种方法的对比，我们可以发现哪一种方法更全面、更能体现中医的整体观。如果我们觉得人体很小，可以一览无余，那么我们不妨先把研究对象放大无数倍，再来思考这个问题。当研究地球的时候，我们怎么做定位？这时候地理学家就想了一个办法，以英国格林威治天文台所在的这条线，划了一条纵向的经线，它叫0°经线（本初子午线），而且还有横向的纬线，这样就把地球上位置划分开来了。

那么要研究一个人体，我们应该用什么办法？病名、症状、舌诊信息、脉诊信息在临床上的表现是千变万化的，也可以说这些疾病分类法是围着病理状态来分的。而经典的辨证法，是从生理角度出发的。比如，医圣张仲景就用了六经辨证。我曾经讲过《伤寒论》的"六经"，实际上它和我们人体的经络有重合的部分，但又不完全等同，因为那个六经是来源于古文化基础的。以前在全国经方论坛我曾经讲过，实际上六经只是把外感病划分为六大系统，仅此而已。我们每一经都有表证、本经证、里证、变证和类证。大家可以从这个角度重读一下《伤寒论》，大家就会发现仲景的思维很清晰，我们再学《伤寒论》就会简单得多。

气、血、水、神，是人体的"经纬线"

从生理角度，对人体进行划分，才是指导辨证和诊断的"经纬线"。西医对人体进行了组织学分类和系统分类，把人体分为上皮组织、结缔组织、肌肉组织、神经组织、骨组织等。还分了八大系统：呼吸系统、消化系统、循环系统、神经系统、免疫系统、运动系统、内分泌系统、泌尿生殖系统。

那么我们中医有没有生理学呢？很多人说我们中医不讲生理，其实不是的，我们《黄帝内经》讲舌有多重，小肠有多长，大肠有多长、多宽，都有详实的记载。我们只要反复详细地看《黄帝内经》，就会发自内心地佩服我们的古圣先贤，古人做学问是非常严谨的。

我们先来看古人对于人体生成的描述："人始生，先成精，精成而脑髓生，骨为干，脉为营，筋为钢，肉为墙，皮肤坚而毛发长，血气已和，营卫已通，五脏已成，神气舍心，魂魄必具，乃成为人。营气者泌其津液，入之于脉，化而为血。"我们从中医的角度，应该怎么划分人体呢？

我反复地想，要是把人分为这几部分就能够涵盖了：一是气，二是血，三是水，四是神。这四部分就能涵盖我们人体的整个生理结构，所以我们的疾病也按气、血、水、神进行分类。我们在脑子里有这么一个模型，把疾病再给分类规划进去，面对患者的时候，我们就不会茫然了。有了这个思维模型之后，还可以结合自己的长处，你脉诊见长就用脉诊，舌诊厉害可以用舌诊，实在不行我们还有问诊，建立起自己的一套系统思维方法，来应对临床上纷繁复杂的疾病。

内伤模型：气 - 血 - 水 - 神

我们的气包括元气、宗气、营气、卫气等；我们的水包括汗、涕、泪、涎、唾等；血是中焦取之，变化而赤者谓之为血；神包括神、魂、意、魄、志等。我们刚才讲人体是由四大部分组成，那么疾病是怎么分的呢？外感在前面已经讲了，我们今天重点讲内伤。

在气的疾病分为气虚、气陷、气滞和气化失司，《伤寒论》的方子大部分都是调气化的。这个"气化"是指人体内部气的运动和变化，脏腑、经络、气血的气机顺畅如常，那么邪气也就随之消散，疾病也就好转痊愈了，这也就是"大气一转，其气乃散"的道理。

血病又分为血虚、血瘀、血寒、血热。

水病是最复杂的，为什么呢？水占了我们人体重的 75% 左右，其实我们只要调好水，就能治疗临床绝大部分疾病。临床上很多疾病都是由于水液代谢失常导致的，加上我们现代人的生活习惯，一些所谓的健康理念就是让人每天多喝水，感冒发烧了上医院输液，冰箱、空调普及……这些都是寒凉的东西，会伤我们的阳气，导致我们水液代谢失常。我们把水病分为水多、水少两类。属于水多的疾病，我们按《金匮要略》分风水、皮水、正水、石水、黄汗还有里水，另一分法就是痰饮、悬饮、溢饮和支饮。水少的疾病是什么呢？水少的疾病属于阴虚。

神志病包括失神、失眠、抑郁、焦虑、癫痫、狂躁等。

我们这里给大家讲得可能不是很全面，但更重要的是给大家一个方法。大家回去可以对临床的疾病按照这个方法进行分类，当来了一个患者，我们用望闻问切的方法收集到信息，然后对应到气、血、水、神，看患者是哪个方面出了问题，还是兼而有之，这样我们诊病治病就有的放矢了。下面我们按照气、血、水、神四个方面，分别论述治法，所用的方剂也是我在临床中总结出来，针对这四个方面的问题效果很好。

内伤模型之气病

（1）气虚：表现为少气懒言、神疲乏力、头晕目眩、自汗、活动时症状加重，舌淡、苔薄，脉弦虚而无力。我常用的方子是四君子汤。

（2）气陷：表现为头晕眼花、少气倦怠，久痢久泻、腹中坠胀、脱肛、子宫脱垂等，舌淡、苔白，脉弱。我习惯用升陷汤（《医学中衷参西录》）、补中益气汤。

（3）气滞：主要表现为胀、闷、痛及走窜感。常用柴胡疏肝散。实际上，柴胡舒肝散治疗由情志病导致的脾胃病比较多。有一种病叫萎缩性胃炎，这个病70%的人容易恶转，而柴胡舒肝散是治疗萎缩性胃炎非常好用的一张方子，因为大部分萎缩性胃炎是由于肝木克土太过，这张方子就很好用了。还有一个中成药叫摩罗丹，比较适合治疗阴虚型的。还有一张特别好用的方子是四逆散，用药很少就四味，但这张方子临床应用加减特别不容易，我临床尝试过，加一个都嫌多。

四逆散："少阴病，四逆，其人或咳，或悸，或小便不利，或腹中痛，或泻利下重者，四逆散主之。"这个病机是什么呢？是因为肝气如果冲肺就咳，冲心就悸，冲到膀胱就会小便不利，如果冲到胃肠就会腹中痛，冲到大肠就会泻利下重。如果抓住它的主症是不需要加减的，很多肠癌、膀胱癌、喉癌之类的疾病我都用这个原方治过。四逆散原方非常好用，也可以做成成药，效果会更好。《伤寒论》的方子，药味越少的越难加减，比如栀子豉汤，要想给它加减就很困难，要是不加效果就非常好。

（4）气化不利：因为《伤寒论》的方子都是讲气化不利的，我在这里就不一一讲了。

内伤模型之血病

（1）血寒：表现为手足或少腹冷痛，皮肤紫暗发凉，喜暖恶寒、得温痛减、女性痛经，经色紫暗，夹有血块，舌紫暗苔白，脉沉迟涩。常用的方子就是姜胶汤，姜胶汤有两种。一种就是干姜和阿胶，这种对治疗血寒导致的崩漏非常好用。还有一种就是生姜、阿胶加四物汤加甘草、黄酒组成的，治疗月经病也是非常好用的。血寒还可以用胶艾四物汤。

（2）血热：表现为咳血、吐血、衄血、尿血、便血以及妇女月经先期、量多等，可伴见心烦、口渴、舌红绛、脉滑数。我常用的是傅青主的清经散和芩连四物汤。

（3）血虚：表现为面色无华或萎黄、唇色淡白、爪甲苍白、头晕眼花、心悸失眠、手足发麻以及妇女经血量少色淡、经期错后或者闭经，舌淡、苔白，脉细无力。我常用四物汤、广档方（张秋才经验方）。广档方治疗不孕症非常好用，尤其是由血虚精虚导致的不孕症。为什么现在不孕的人越来越多呢？这跟我们当下的食物、生活习惯等有关，女性卵泡的功能和质量越来越差。

（4）血瘀：表现为针刺样疼痛，痛有定处，拒按，常在夜间加剧，肿块在体表者色呈青紫，在腹内者紧硬，按之不移，成为癥积。出血呈紫暗色，或大便色黑如柏油，或肌肤甲错，或口唇爪甲紫暗。在这儿谈到肌肤甲错，很多人不认识肌肤甲错，临床上怎么也找不见，其实很简单，只要把患者的小腿撸起来一看，皮肤干燥甚至有很多皮屑，那个就是肌肤甲错。有的女孩子看着脸很干净，一看小腿一层干皮，其实那个就是肌肤甲错。肌肤甲错在临床上并不少见，用桂枝茯苓丸成药就很有效。

我们治疗瘀血主要采用王清任《医林改错》的几个逐瘀汤。按部位分一下，头部瘀血用通窍活血汤，胸部瘀血用血府逐瘀汤，膈下胃脘部的瘀血用膈下逐瘀汤，少腹部瘀血用少腹逐瘀汤。我们都知道少腹逐瘀汤是调经种子的第一方，治疗由于血寒导致的血瘀。我们现在的女孩子一是贪凉冷饮，二是穿裙子、露脐装，把丹田都露出去了，所以说就很难怀孕。在临床应用少腹逐瘀汤的机会还是很多的。周身瘀血引起的四肢关节疼痛用身痛逐瘀汤，身痛逐瘀汤证的脉是非常涩的。独活寄生汤也治疗四肢关节疼，但它对应的脉是非常沉的。这两张方子有必要区分一下。治疗血瘀的方子还有桃核承气汤、抵挡汤、下瘀血汤和大黄蛰虫丸。

内伤模型之水病

水少是阴虚，水多是痰饮、水气、湿热和寒湿。

（1）痰饮：分为狭义的痰饮、悬饮、溢饮、支饮。书上都有原文，故在此不做赘述。痰饮在《金匮要略》里面论述得非常清楚，里面讲得特别详细，各种痰饮都讲了。比如：

"心下有痰饮，胸胁支满，目眩，苓桂术甘汤主之。"

"病者脉伏，其人欲自利，利反快，虽利，心下续坚满，此为留饮欲去故也，甘遂半夏汤主之。"

"脉沉而弦者，悬饮内痛。病悬饮者，十枣汤主之。"

"病溢饮者，当发其汗，大青龙汤主之，小青龙汤亦主之。"

"膈间支饮，其人喘满，心下痞坚，面色黧黑，其脉沉紧，得之数十日，医吐下之不愈，木防己汤主之。"

这些条文后面我们讲病例时都会用到，这些方子我也都用过。

"心下有支饮，其人苦冒眩，泽泻汤主之。"

"支饮胸满者，厚朴大黄汤主之。"这条从以方测证来看呢，这个支饮不应该是胸闷，应该是腹满，所以用厚朴大黄汤。

"支饮不得息，葶苈大枣泻肺汤主之。"

"呕家本渴，渴者为欲解，今反不渴，心下有支饮故也，小半夏汤主之。"

"腹满，口舌干燥，此肠间有水气，已椒苈黄丸主之。"

"卒呕吐，心下痞，膈间有水，眩悸者，小半夏加茯苓汤主之。"

"假令瘦人脐下有悸，吐涎沫而癫眩，此水也，五苓散主之。"

我们水气病也有很多比如防己黄芪汤证、越婢汤证、防己茯苓汤、越婢加术汤、甘草麻黄汤等。桂枝去芍药加麻黄附子细辛汤这张方子治水气病是非常好用的。痰饮水气病治水的方子在《金匮要略》《伤寒论》里那么多，我们可以一一对应，如果辨证十分精当可以这么做。我在灵兰讲的《直击临床讲金匮》课程里，就这些方子的具体区别与应用，做了详细的讲解，可以供大家学习参考。如果要说找出对付水饮病我们有一个简单的方法，我们该怎么办？

急性水饮我们要用逐水的办法，可用十枣汤、大陷胸汤、三物白散、控涎丹等。像十枣汤、三物白散、控涎丹在门诊都做成成药，经常会用到，大家在辨证准确的情况下可以放心用。

慢性水饮就可用五皮饮、苓桂剂、神效五苓散。我在这里特别讲一下神效五苓散，如果你辨不清这个痰饮、水饮、支饮、溢饮，只要判断出是水病，水多了，我们就开神效五苓散，是非常有效的，典型特点是舌面水汪汪、水润。有时患者经过各方治疗甚至是长时间的失治误治，以及西药的干预，使疾病变得很复杂，我们无从下手。但只要看到舌头很润的，就可以先应用神效五苓散，把水脱一脱，断掉疾病的一个源头，使人体重新形成一个气化，重新形成一个循环，很多病都迎刃而解。

这个方子在很多病的治疗中都可以应用，就是因为我们人体是由气－血－水－神四部分构成的，这个调水的思路在临床很多疾病都要用到，治疗小儿腹泻、梅尼埃病、不明原因的眩晕以及耳石症等都非常好用，包括治疗高血压、糖尿病等。在我们灵兰中医的文章里有具体的组方思路、方剂用量和名称由来的故事，大家可以在"中医书友会"搜索一下。凡是听过相关课程和看过文章的，很多人都会用了，灵兰也收到了非常多的学员反馈，更加证实了它的疗效。

（2）寒湿：症状表现为头身困重、面色晦暗、关节疼痛、畏寒肢冷、恶心欲吐、腹痛泄泻、浮肿以及泄泻清稀甚则如水样，腹痛肠鸣，脘闷食少，苔白腻，脉濡滑。我常用的方子是藿朴夏苓汤和藿香正气散。有的人说藿香正气散是治疗中暑的，大部分人都这么认为。我们看看藿香正气散的成分，是治疗中暑的吗？藿香正气散实际是治疗夏季感受寒湿之邪，像空调病之类的，不光是治疗中暑的方子。我再问一个问题，我们是夏季伤寒多还是冬季伤寒多？其实夏季伤寒才多，冬季伤寒很少。

（3）湿热：表现为发热，身热不扬，头痛而重，身重而痛，口苦，胸痞，尿黄而短，舌质红，舌苔黄腻，脉濡数。我常用的方子是甘露消毒丹，另一张方子是东垣清暑益气汤。甘露消毒丹治疗湿热大家觉得好理解，但东垣清暑益气汤治疗湿热大家理解起来就比较有难度。这实际上是因为热在八卦里处于离位，离的下一位是坤，坤的后面是兑。坤是脾，热太盛了需要脾来收一下，万物归土，土生万物。实际有些火反复彻不下去的，一健脾这火就没有了。

（4）湿盛：湿盛如果寒热不明显，我们就用三仁汤，三仁汤是治疗中焦特别好用的一张方子。我们现在很多人爱吃油炸食品，过食油腻，往往导致中焦阻塞，用三仁汤清理一下，我们就会感觉人很轻松，好多病都迎刃而解了。好多脑血管病也会用到三仁汤，西医的脑出血、脑梗死，我们中医按脾胃一治可能效果会很好。以后大家可能会遇到这种症型，给大家提示一下。

（5）阴虚：表现为低热，手足心热，午后潮热，盗汗，口燥咽干，心烦失眠，头晕耳鸣，舌红，脉细数。我常用的方子是麦味地黄汤，为什么要用麦味地黄呢？麦冬、五味子收肺水，往下一收金，六味是在底下，属于水，金能生水，就成了补阴作用很强大的一张方子。

内伤模型之神病

我们现在精神神经系统的疾病越来越多，可能跟我们生活节奏太快、社会太浮躁、追逐名利心太强有关，导致很多人都有焦虑、抑郁倾向。到了临床上，一天当中你要是遇到五六个焦虑症、抑郁症患者，这个时候真的需要我们医生有定力。

今天我们重点讲一下如何判断失神，"得神者生，失神者亡"，能准确地识别出失神，其实是关乎我们职业生涯的大事。临床上，作为医生是非常不容易的，每天要面对形形色色的患者。当今有的患者把医疗变成了消费，觉得只要我给了大夫钱，别管我是什么病，就必须得把我治好。我们行医一辈子，治好无数人也许出不了名，但是治坏了一个，也许一生都无法再干中医了，所以我们要学会如何判断失神的患者。

所以我们在临床一定要注意，别看有的患者是自己走着来来看病的，一旦发现他失神了，即使他能跑能跳，能吃能喝，其实他已经死了。如果不会判断这种失神，这人如果突然死自己手里怎么办？尤其是我们干个体诊所的，一旦出了事就会导致医生精疲力尽，经历一场就再也不想干医了，所以说我们要重视失神。

我们能给活人开药，但不能给死人开方，一定要坚决做到这一点。中医诊断死亡不完全像西医一样通过判断呼吸、心跳、脑死亡这些指标，我们用"得神者生，失神者亡"和"有胃气则生，无胃气则亡"这两点，来判断这个人是不是已经死了。如果我们临床上遇到一个已经失神的人，就不要再治了。

我在东直门医院进修时，对这类失神患者进行过观察，我们重点要看患者的眼神。一般来说，成年人如果得了重病，他的白眼球会变得非常青白透亮，无神，就接近失神状态。还有的就表现为瞳孔浑浊，但很不明显。下面，我们通过照片来感受一下。

图 2-1 是一个肺癌患者的，他一得病就上我门诊了，说宋老师听说你治疗癌症挺好，给我看看。我一看他这个眼神还有救，就说我给你开药吧，再配合做针灸。但患者吃了一顿中药后嫌苦，就去当地医院做了手术，把右肺摘除了，然后又做了化疗。随后肿瘤又把右肺长满了，于是又做了介入，往里面打了两针化疗药，但打完针第 2 天肿瘤就顺着这个针眼像个小蘑菇一样长出来了，又过了 1 周就像两个大馒头一样，就生长得这么猖狂。该患者已经去世了。所以我们提前预判出来后，要跟患者家属谈清楚，避免医疗风险，我们时时刻刻要学会保护自己，才能更好地帮助他人。

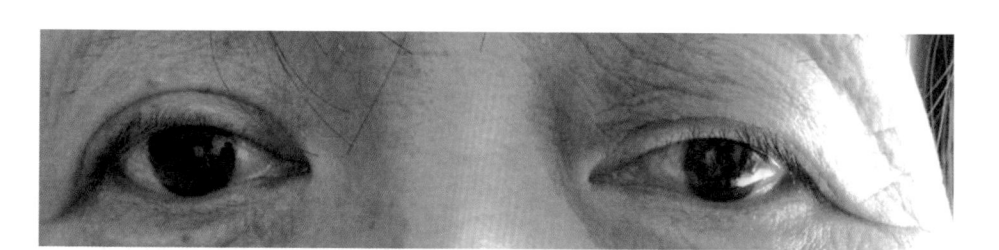

图 2-1　肺癌

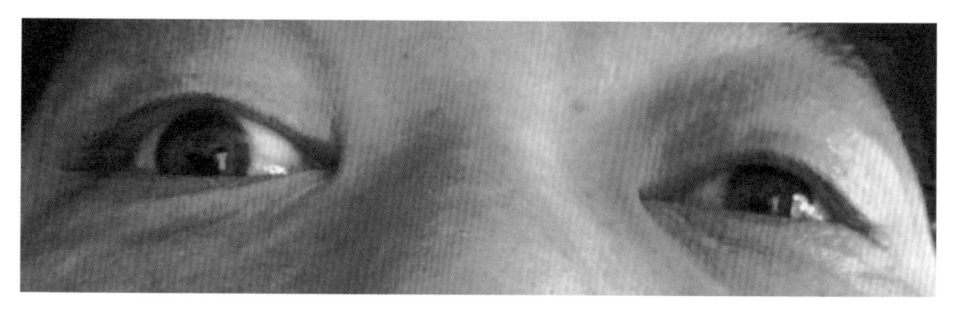

图 2-2　失神

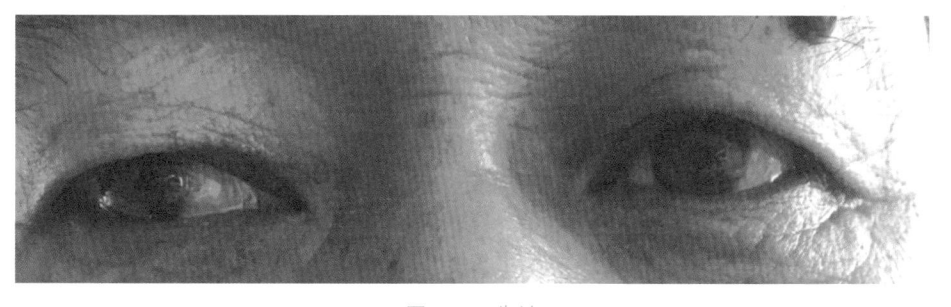

图 2-3　失神

这些都是失神。

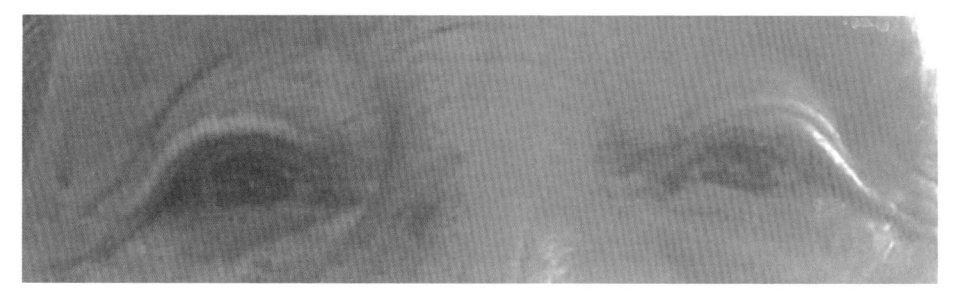

图 2-4　肠癌肝转移

图 2-4 肠癌肝转移，这种眼神没有救，无论中医还是西医都救不了。

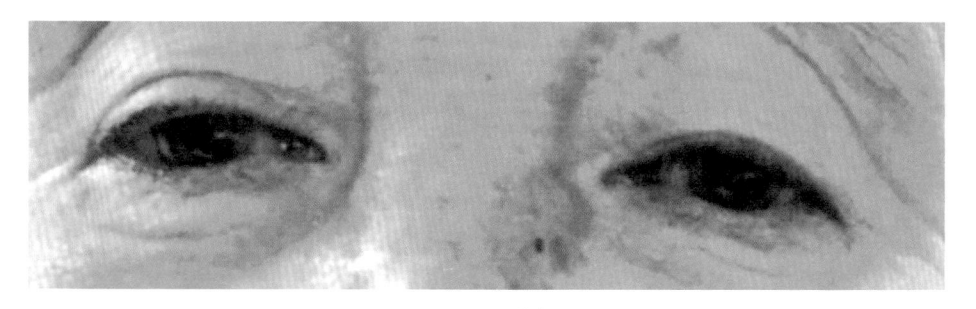

图 2-5　肺癌

像图 2-5 这个眼神，这是一名大连患者，肺癌，当时没有接，治不了了。

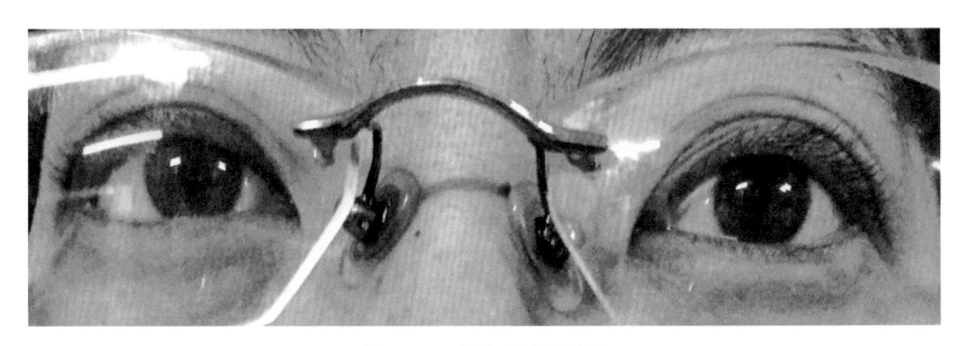

图 2-6　乳腺癌淋巴转移

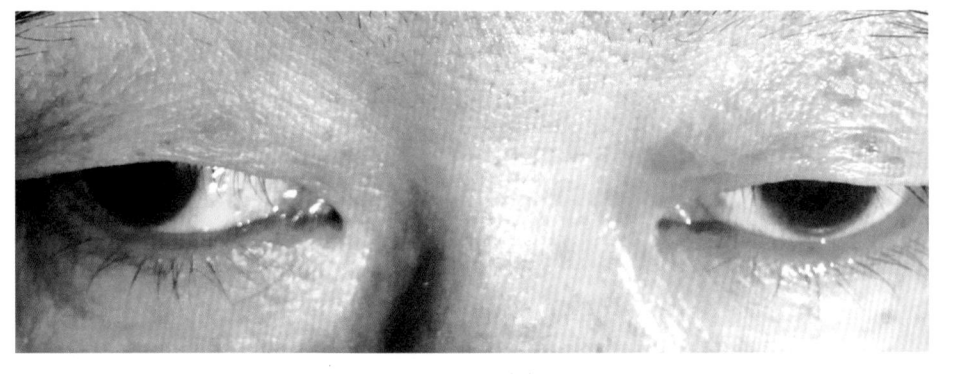

图 2-7　肺癌

你看图 2-7 这个眼神，40 多岁，眼神很恐怖，就算手机拍得不好，还是看不到她的瞳孔，这个患者很胖很健壮，能走能跳能吃能喝。

图 2-8 是山东一个肺癌患者，不知道为什么治疗用了大量激素。这是一个热性的癌症，热性的癌症按说中医治疗的希望还是很大的，但是当地医院给用了大量激素，导致他这个人像疯了一样狂躁。到我那里治疗了 3 个月，本来已经很不错了，可惜他几个孩子意见不一致，又送他上医院做了几次化疗。后面再来找我，我一看已经失神了，我就停止了治疗。

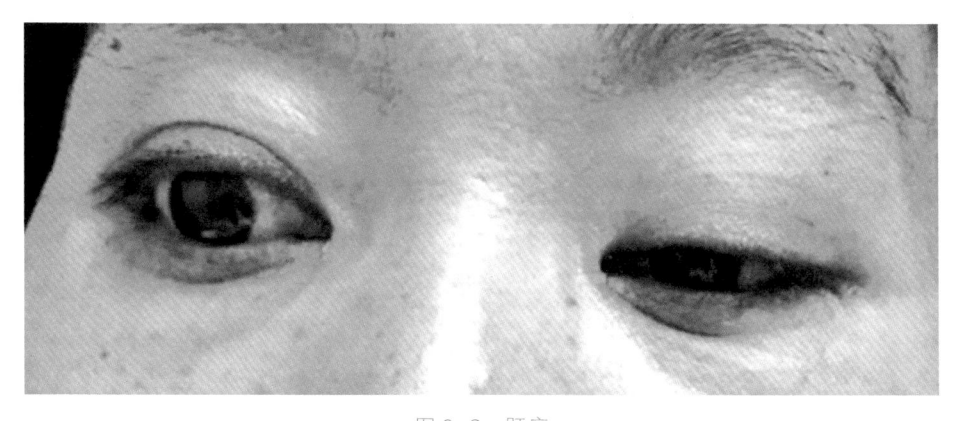

图 2-8　肝癌

　　以上这些病例无论怎样都不要接了，已经没有治疗意义了。多看看这些图片，记在心里，不要犯了这种给"死人"开药的错误。

　　我再讲一个真实的故事。最近几年我开始练习太极拳，跟张桂华老师学习。有一天早晨我突然看到有一个女的在我前面打拳，我心想奇怪啊，居然还有一个"死人"（失神的人）在这儿比划。收势之后我就跟张老师说："这个人都这样了，怎么还让她跟您练拳呢？这个人已经'死掉'了。"张老师说："但她昨天晚上还跟我们喝酒，喝七八两白酒呢。""赶快让她去查查吧，这个人已经不行了。"后来告诉了这个患者，她到了当地附属医院一查，胃癌都要穿孔了。她觉得是我诊断出来的，就相信我，找我治疗。我说能给你治，但是需要启动道教的功法，太耗神太累了，做一次好几个月身体都缓不过来。但因为是同门，虽然很辛苦，我还是想拉她一把。她已经决定在我那里治疗，药都开完了，她丈夫就反复打电话让她走，她不走，后来她丈夫从外面冲进来薅住她脖子就给她拎出去了。我心想完了，这下这个患者彻底完了。她丈夫说："咱们家有的是钱，看病能在这小地方治吗？最少也得上北京的大医院找全国最好的专家手术。"她后来手术做了，但因为是恶病质，手术后伤口不愈合，往腹腔里渗脓渗血，又给我打电话问能不能救救她。我真的救不了她，后来她 38 岁就去世了。

给正气以生机

下面我们总结一下，我们将人体在生理上分为了气、血、水、神，在病理上就分为了气病、血病、水病、神病。

（1）气病：气虚用四君子汤补气，气陷用了补中益气汤、升陷汤，气滞用柴胡舒肝散等疏肝理气。

（2）血病：血虚用四物汤，血瘀用五个逐瘀汤、桃核承气汤之类，血寒用胶艾四物汤，血热用清经散。

（3）水病：风水用越婢汤、防己黄芪汤，皮水用防己茯苓汤、麻黄桂枝去芍药加麻黄附子细辛汤，石水用枳术汤，黄汗用桂枝加黄芪汤。这里边比较有意思的是桂枝加黄芪汤和黄芪桂枝五物汤，大家总结辨别一下有什么不同。里水用甘草麻黄汤、越婢加术汤。痰饮用苓桂术汤，悬饮用十枣汤，溢饮用大小青龙汤，支饮虚的用木防己汤，实的用木防己汤去石膏加茯苓芒硝汤。心下有支饮的用泽泻汤，腹部有支饮的用厚朴大黄汤，阴虚水少的用麦味地黄汤。

（4）神病：我们讲神志病部分，重点讲了失神的鉴别。神病到底怎么治，这非常难讲，我就先把《伤寒论》《金匮要略》里涉及神志病的典型方子给大家过一下。

"伤寒，脉浮，医以火迫劫之，亡阳，必惊狂，卧起不安者，桂枝去芍药加蜀漆牡蛎龙骨救逆汤主之。"

"三阳合病，腹满，身重，难以转侧，口不仁，面垢，谵语，遗尿。发汗则谵语。下之则额上生汗，手足逆冷。若自汗出者，白虎汤主之。"遗尿、谵语属于变证。

病案实战

病例 1 血在上则善忘

谈到血瘀这块儿再谈一点题外话，《黄帝内经》就讲："血在上善忘，血在下如狂。"我想起之前在石家庄学习时有一个大三的学生来看病，我当时问他："你多大了？"他说："我得想一想。"我的天啊，自己多大居然不知道，需要想一想？学生就哄堂大笑，问他哪年毕业的，他还是说"那我得好好想想"。我给他开的就是血府逐瘀的成药，让他以 1/3 的剂量服用，一周后再问他问题，他就对答如流了。这是什么原因呢？他就是上面瘀血了，"上焦蓄血则善忘，下焦蓄血则如狂"。

病例 2 入暮加重的瘀血证

我还想起了另一个事情，在东直门医院进修的时候，在肾病科，我听到两个研究生谈到 25 床的一位老爷子，白天言行举止还显得挺有文化，一到晚上就说脏话骂人。我听到这里，就想赶快去看看 25 床这位患者。肾病科住的都是肾病以及其他泌尿系统疾病的患者，我一看这个患者是一个膀胱蓄血证。因为这个人有瘀血，症状会入暮加重，所以他白天很清醒，晚上就开始胡言乱语。如果我们有了治疗内伤病的思维模型，桃核承气汤、抵挡汤、下瘀血汤都可以。临床上单一的问题很少，如果还有蓄水呢？合上五苓散啊。如果还有热象，就合猪苓汤，水血同治。思路就是这么清楚。

病例 3 三阳合病的狂躁症

其实三阳合病的狂躁症我还真见过一例，是一个搞推拿按摩的同行，据说是晚上打牌让人套了，输了几千块钱，一郁闷就疯掉了，按摩也做不成了，来找我看。一诊我用的礞石滚痰丸改汤，但是效果不好。二诊时患者很多，大家都在排队，他就出去拣了很多石头，兜里都塞满了又回来了，说宋老师这个宝贝给你一个，我笑着收下了，然后看到他拿着矿泉水一瓶一瓶地喝。我们观察到这个人就是大渴。脉又滑大，我就果断换成白虎汤，二诊过后精神状态各方面就都改善了。患者一共来治了三次就痊愈了，回去就接着工作了。虽然说固定病固定方很难，但是我们可以运用中医思维，找到固定的临证思维方法。

病例 4　宣白承气汤治疗主动脉夹层

"伤寒，若吐、若下后，不解，不大便五六日，上至十余日，日晡所发潮热，不恶寒，独语如见鬼状。若剧者，发则不识人，循衣摸床，惕而不安，微喘，直视，脉弦者生，涩者死。微者，但发热，谵语者，大承气汤主之。下利谵语者，有燥屎也，小承气汤主之。"

承气汤治疗神志病其实还是很多的，我更喜欢用宣白承气汤。前年我女儿高考，考试结束后，我一直动员女儿学中医，但她总动摇拿不定主意。正巧她来跟诊那天，来了一个丰宁县的主动脉夹层患者，因为他们邻村一个主动脉夹层的，大医院要给换血管换不了，最后是我治好的。那个患者告诉他来找我，我说没空出诊，我一年只定 3 个出诊的指标，今年已经完成了就不再出了。患者家属不放弃，一直等到我下班，于是我说："那就跟你走一趟吧，我看看患者情况。"后来我女儿说："爸，我也跟你出诊。"我说："行，你去吧，让你也见证一下中医的神奇。"

患者主动脉夹层，住在重症室，当时我去了那家医院，大夫都密切观察着患者的各项指征，我就跟他们谈，患者想用点中药给尝试一下，科主任说不行，如果要用就出院。我说假设要是不出院，能有办法挽救患者的性命吗？医生说那没有。我说要不这样，我们只吃中药，你们在这儿观察着，家属也都在这儿，出了什么风险也不向医院追责。他说那也不行，我说那我就打电话转到丰宁县中医院，因为那边的一个主任，我们经常合作抢救很多重症患者。后来这个主任说那你们就吃吧，当我没看到。

当时这个患者就是舌苔很厚，搓空捋线，手上插着管子，脚上滴着硝普钠，胳膊上也输着液体，他就拽着输液绳来回玩，这在中医叫"搓空捋线"，实际就出现了神志的症状，我给开了宣白承气汤，紧急熬药然后吃下去。第2天患者就出院到我门诊来看了。而我女儿亲眼见了这个过程，就毅然决然地报了山西中医药大学学中医了。

桃核承气汤这种情况更常见，治疗精神神经系统的疾病，桃核承气汤远远比礞石滚痰丸之类用的机会要多得多。还有抵当汤，也可以用来治疗神志病。百合病现在也很常见，尤其现在生活紧张加上好多人退休了突然心理失衡，还有妇女到了围绝经期，经常出现百合病这种情况，中医大有应用的机会。仲景在《金匮要略》里讲百合病讲得非常好，有百合地黄汤、百合知母汤、百合洗方等方子。此外，仲景还讲了狐惑病。神志病还有一部分是在《伤寒论》里讲到的，比如小柴胡汤。

这里有张方子我们要特别讲一下，就是癫狂梦醒汤，"癫狂一证，哭笑不休，叱骂歌唱，不避亲疏，许多恶态，乃气血凝滞脑气，与脏腑气不接，如同做梦一样。"这张方子治疗痰瘀互结导致的焦虑症、抑郁症、狂躁症等，临床疗效非常好。临床我们经常会见到一些患者，带个本子来就诊，说症状太多怕忘了，都记在上面，记了很多篇，一般临床叙述症状超过3条的就不用再听了，直接调神。

今年6月份有个老太太来看病，说："听说你看病挺有名的，但是你必须听我说。"然后就开始哇哇地说了20分钟。我打断她说病情，说："我已经知道了，后面还有很多患者在等，不能再听您说下去了。"老太太说："不行，我才说到1964年，还要接着讲……"这类患者我们下医嘱一定要写明，不管怎么样都一定要把我一周的药吃完。

我一般看患者很少问症状，注重看本质，如果是水出问题了就直接利水，神出问题就直接调神，不用问那么多症状，一个焦虑症患者能把你说晕了，身上症状特别多，层出不穷。关于这个方子的运用指征和具体剂量，我在"中医书友会"的文章里详细论述过，很多学员也用过了，大家可以在临床中借鉴运用。

我们在脑子里先形成气－血－水－神这个模型，在临床时再来印证有了这个模型分析疾病是不是不一样了。下面就用这个模型来看几个病例，首先先看我们最开始讲的那个。

病例5　这个抬棺材后的咳嗽，病在哪一层？

男，64岁，2016年5月来诊，咳嗽40年。他咳嗽的原因很清楚，就是因为抬棺材被压了，这个棺材把他压了以后他出现剧烈咳嗽，这个患者体型瘦小干枯，他咳嗽不像别人咳嗽声音很大，他咳嗽是声音很小、气不足那种，语声低微。

他用过很多镇咳药都没有效，经医无数。宣肺止咳化痰、理气止咳这些常法应该都用过了，我们就不要再想了。要当一个好的中医师，要治好一些疑难杂症，我们要有一个逆向思维，或者突发奇兵，出奇制胜才可以。我们用这个模型分析一下，他是病在气，还是在血、水、神？

他病在气，肺气不宣则咳，肺气不降则喘。中医基础理论里讲肺主宣发肃降，其实我查阅了很多经典也没有记载肺主肃降，肺属于脏，不会肃降的，脏属于阴，阴升阳降，只有跟它表里的大肠才会主肃降，肺只会主宣发。这个病是气出了问题，为什么要咳呢？是因为觉得自己气短够不上，咳一下气才能接起来，他的咳嗽属于这种类型，那理论依据是什么？宗气虚了。宗气在张锡纯《医学衷中参西录》里叫大气，宗气上走息道司呼吸，下灌心脉助血行。这个患者就是司呼吸的功能出了问题，所以我们用的升陷汤原方。一诊后效果很好，就不咳了。

有的病虽然反复治疗了很多年，但只要你要用对了药就效如桴鼓，就像找到了打枪的扳机点，一触即发。困难的就是找这个扳机点在哪里，在枪上乱摸没准还会走火崩到自己，而找到了这个扳机点，就算是很疑难的病也会迎刃而解。

病例6　这个骨癌患者是水多了还是水少了？

翟某，75岁，2005年5月3日首诊。这个患者左侧胸骨和第五肋骨黑了，翻出来往外流黑绿色的液体，他用卫生纸垫着托着，两条腿每天还剧烈疼痛，不能走路，当时是抬来的，用各种止痛药，效果也不明显。刻下症：无咳喘，有乏力，晨起干呕，食少，胃中感觉热，喜冷饮，大便干，舌淡苔薄白，脉沉细弱。

【西医诊断】骨癌伴肺转移。

【中医诊断】坏骨疽合并肺积——阴虚内热。

大家可能都注意到癌症的患者会突然消瘦，为什么会瘦？是细胞没了吗？是水少了。不管身高是 1.8 米还是 1.5 米，我们的细胞数量都是 20 万亿个左右，不会有太多，但有的人为什么高？每个细胞大一点点，那么这个人就高，如果细胞水少了，那这个人就会很快瘦下来，一个人一天就能瘦 20 多斤。

【处方】醴泉饮加失笑散白虎汤。

生山药 30g	生地黄 20g	玄参 20g	人参 15g
代赭石 15g	牛蒡子 10g	天冬 10g	麦冬 10g
五灵脂 10g	蒲黄 10g	生石膏 30g	知母 10g
炙甘草 6g	三棱 3g	莪术 3g	白术 10g。

这里配伍最精巧的还是三棱、莪术，张锡纯用三棱、莪术发挥得特别好，而且剂量为什么这么小？用量小既化瘀也通得快，而用量大了就会伤正，所以绝对不能用大剂量。有的人说三棱、莪术治疗癥瘕积聚用量要大，甚至用到 30g、50g，这样会伤正气而且没有什么治疗效果。

二诊：腿疼减轻，食欲好转，胃脘热痛减轻，效不更方继续服用。

三诊：腿疼减轻，但胸骨疼痛又加重，食欲可，舌淡苔薄白，脉弦数。我们为什么认为他胸骨疼痛加重？因为他胸骨那块儿坏了有瘀堵，我们在补阴的基础上加了一个活血祛瘀的方子——活络效灵丹。

四诊：疼痛减轻。

五诊：我们用了此方，断续服用了 1 个半月，胸痛减轻，腿疼明显减轻，舌淡苔薄白，胸骨处外伤已经收口，出现右下肢浮肿咳嗽。为什么现在咳嗽了？原来怎么不咳嗽？原来阴虚得非常厉害，没能力咳嗽，咳嗽是一种祛邪表现，这好比一个国家没有国防是不用打仗的，弱国无外交。我们经过前期的补阴活血，正气充足了，这时开始咳嗽，出现了排病（邪）反应，我们这时就用宣肺清肺止咳法，用了半个五苓散（原方剂量的一半）。

六诊：右下肢浮肿明显减轻，咳嗽减轻，舌淡苔薄白，脉弦。效不更方，接着用半个五苓散，10剂。

后来这个老人可以干农活，又活了十几年。

病例7　这个胃癌患者是水多了还是水少了？

魏某，男，67岁，胃癌。

这个患者是我们当地矿区的，非常有经济实力，他有一个亲戚是县里医院肿瘤科主任，听过我的课，就让他不要直接手术先来找我治疗。这个魏某说"我就不去手术，死也留个全尸"，所以选择中医治疗。

刻下症：胃脘隐痛，痞满，吃饭有噎的感觉，伴晨起咳嗽有稀白痰，怕冷，恶热，打喷嚏，流鼻涕，食欲差，大便干，小便清，睡眠差，心烦易怒，舌淡暗苔厚，脉涩滞。

【西医诊断】胃癌晚期。

【中医诊断】胃积（我们中医也有病名，虽然很笼统，但是都很有代表性）——风寒外束，里饮内停，兼少阳枢机不利。

【处方】小青龙汤合小柴胡汤。

为什么用小青龙？这个患者虽然是胃癌，但他有一个吃饭噎的症状。"伤寒表不解，心下有水气，干呕，发热而咳，或渴，或利，或噎，或小便不利，少腹满，或喘者，小青龙汤主之。"实际小青龙汤在治疗食道癌、贲门癌时应用得特别多。这是我习惯使用的。

二诊：胃脘满闷症状明显减轻，食之则噎的症状明显减轻，怕冷减轻，但出现口干，晨起口苦，痰稀白，空腹则胀，大便干、舌偏红，舌苔干而黄，脉弦涩。为什么？因为饮邪去了、寒邪去了，有化热的倾向，所以我们果断调方，予柴胡桂枝干姜汤加味。

三诊：晨起口苦减轻，咽痒，痰稀白，小便黄，大便不畅，舌稍红苔变薄，脉涩。选用四逆散加半夏厚朴汤。

四诊：口苦、咳嗽、痰稀、腹胀、便干、小便黄，脉细数，还是打喷嚏流鼻涕。再次返回用小青龙合小柴胡加石膏汤。

用此方先后加减调理 4 个月。检查胃部肿瘤彻底消失，直到 2016 年 2 月 7 日，患者因感冒、咳嗽在老家治疗很长时间不愈又来找我看病。

刻下症：咳嗽痰多 2 月余，伴烧心、舌淡暗苔薄白，脉左侧沉弦。

遂予泽漆汤：紫菀 50g，生姜 50g，白前 50g，泽漆 150g（先煎去渣），桂枝 15g，黄芩 15g，炙甘草 15g，生半夏 30g。7 剂。

二诊：咳嗽基本痊愈，大便干，小便黄。予大柴胡汤后大便畅通，诸证皆减。随访至今，患者生活质量非常好。

患者当时发病的诱因很清楚，因他们这个县有林场，每家都分一片山林，在山的里面有一家要砍伐木材卖，借他们家道走，要伐一条道，他就同意了，结果那个人不太地道，按理说伐道的木材应该归本主，结果那个人连伐道木材就给一起卖了。所以他郁闷之下一生气就得了这场病。其实遇到肿瘤患者，往前追溯 2 年，几乎都有一个剧烈的情志刺激史。实际上我们人得病是遵循这样一个过程：神动→意动→气动→形变→质变。西医检查能看到质变的层次，但在形变、气变的时候我们无论 CT、核磁都是无法查证的，这样的情况临床会见到很多。

病例 8　气、血、水同病的情况，怎么治？

王某，男，65 岁，2017 年 6 月 27 日首诊。患者睾丸癌伴前列腺转移、膀胱转移，于 2017 年 5 月 6 日切除了两侧睾丸，现口服雄激素维持激素水平，经患者介绍来我门诊寻求中医治疗。

刻下症：小便不利伴有尿潜血，小腹疼痛不适，乏力，气短，大便不畅，饮食少，体瘦，舌淡暗，苔白厚浊根部尤甚，脉涩滞，尺部尤甚。

【西医诊断】睾丸癌前列腺转移、膀胱转移。

【中医诊断】淋证——气虚血瘀，湿热内蕴。

【处方】门氏保元汤加味。

生黄芪 30g	当归 10g	玄参 15g	金银花 15g
茜草 9g	茅根 9g	怀牛膝 9g	瞿麦 15g
桃仁 15g	炙甘草 6g		

10 剂，水煎服

门氏保元汤是门纯德创的方子，门氏父子用药精炼，为人低调谦逊，他们的处方临床疗效可复制性还是比较强的。还加了瞿麦、桃仁、甘草，因为是前列腺这块儿的问题。

二诊：乏力减轻，小便较以前顺畅，大便也较前顺畅，小腹疼痛减轻但仍有拘急不适感，今日出现腰酸腿软，舌暗，苔白厚浊，脉左关涩滞，右关弦硬。处方予金匮肾气丸。

| 生地 30g | 山萸肉 15g | 生山药 30g | 茯苓 10g |
| 泽泻 10g | 丹皮 10g | 桂枝 6g | 附子 6g |

10 剂，水煎服

三诊：腰酸腿软减轻，但仍自汗，夜间 12 点醒，舌淡，苔变薄，脉涩滞。处方予桂枝加龙骨牡蛎汤合瓜蒌瞿麦丸。瓜蒌瞿麦丸是针对膀胱、小腹、前列腺这块儿的专方，《金匮》里的定点方剂，靶向部位很清晰。

四诊：小便顺畅，大便日一次，自汗，头晕，脉涩滞。处方予瓜蒌瞿麦丸加味。为什么这一诊把瓜蒌瞿麦丸调到前面了？我开方都是君臣佐使，把瓜蒌瞿麦丸提到了主方的位置，主要就是为了治疗患者前列腺转移、膀胱转移的问题。还加了潜阳封髓丹的一部分。

五诊：自汗、头晕明显减轻，大便日一次，但仍睡时多梦。所以这一诊该调他的神了。用柴胡加龙骨牡蛎汤调神。铅丹可能很多地方不太好买，但在我门诊还能买到。因为此方不用铅丹效果会大打折扣，所以以后临床还是应该用，用对了是很安全的。

六诊：睡眠改善，诸症皆减，停药回家。

2018 年 11 月 9 日，经西医检查，膀胱、前列腺肿瘤均消失，患者生存质量良好，患者因右肩痛来我门诊就诊。他基本病还是睾丸癌前列腺、膀胱转移，不能离开本病处方，本病处方靶点是血水的通道，所以用了五苓散合桃核承气汤加了炮附子 15g（肩痛用药）。肩痛并未做主症处理。二诊时各方面都好了，于是后续用几盒六味地黄丸善后。

病例 9　气血同病，气血同治

孟某，男，64 岁，2017 年 7 月 8 日首诊，胃腺癌。他都交了手术费上了手术台准备手术了，他给一个同学打电话，同学说在我这儿治疗效果挺好，他自己就果断决定拔了插的管子，从辽宁义无反顾地跑承德来了。刻下症：胃胀痛，夜间尤甚，食少，大便尚通常，小便清，无夜尿，口干欲饮，苔白厚，脉弦细。

【西医诊断】胃腺癌伴高血糖，尿糖 ++。

【中医诊断】胃积——胃气不降，气滞血瘀。

【处方】平胃散合失笑散、四逆散。

莪术用量大了一点，因为是急性期，需要破一次。

二诊：胃实胀，有时疼痛，饮食偏少，食欲差，舌淡暗，苔白厚浊，脉涩滞。处方予香砂六君子汤合失笑散。

三诊：胃胀，食少难消，舌苔厚浊，脉涩滞。处方予枳实导滞丸。我二诊辨得不好，用香砂六君子没有效果。

四诊：胃胀不减，食少难消，舌苔厚浊，脉涩滞。枳实导滞丸效果也不好。我们既然健脾消积消不了，不如增加胃动力，于是就开了增加胃动力最好的方子——半夏泻心汤加大黄。

五诊：胃胀明显减轻，食少难消的感觉减轻，胃痛、腹痛均已消失。咱们的经方区区几味药，相关却要远远胜于别的方子。舌淡暗，苔薄，脉弦涩。效不更方，原方继服五剂。

此方再经三次治疗，胃胀消失，空腹无不适感觉，患者说自己出的汗是黄色的，以前患者一直没有说该症状。治疗黄汗我通常会用到桂枝加黄芪汤，但这个人我用的茵陈五苓散。汗属于水，茵陈利胆退黄，借鉴了西医的思维，一诊就解决了黄汗，胃已不胀，黄汗消失，舌淡，苔薄，脉涩滞。后以枳实导滞丸善后调理 3 个月，遂停药，经西医检查，胃部肿瘤全部消失。

我现在讲课为什么不放西医那些检查诊断，比如 CT、核磁片子呢？因为我们中医人应该有自己的自信。以前我讲课都放一些西医的检查和诊断，经过中医治疗后，又做西医检查证明我们给治好了。但那样也有学员质疑，说你治好了你保证真的是癌症吗？我说不是我诊断的，是西医诊断的，但仍然有人说这如果是误诊呢？我说那误诊也不是我误诊的呀！现在我就不放那些东西了，因为我们要有自信，中医治病，没必要非得看西医承认与否，我们治好了，患者症状改善，生活质量提高了，这就达到我们的治疗目的了。

这个患者 2018 年来复诊，有轻微烧心感，苔薄白，脉涩，予半夏泻心汤加大黄。这是排空胃肠的一个最好的方子，还可以治疗烧心，见效特别快，远胜于加海螵蛸、瓦楞子之类的。以后遇到烧心的，半夏用清半夏、姜半夏都可以，带药 20 天回家。最近这个患者都开始跟我修炼道家的功法了，原来是骨瘦嶙峋的，现在都红光满面了。

病例 10　停了西药，我要看患者病情的真相

丁某，女，中医铁杆粉丝，她爱人是西医的铁杆粉丝。她家先生是当地某集团一个高层，说："集团医院都是我建的，里面的医科高材生也是我招聘来的，凭什么有病要找中医看呢？"为了这个事情，两口子经常吵架。

2012 年，患者面黄乏力，口干口渴，自汗，盗汗，恶热，胃脘处发堵闷，舌淡红，苔薄白，脉略数。西医诊断为高血压、糖尿病、胃炎。口服降压药、二甲双胍，注射胰岛素，空腹血糖 9mmol/L。患者焦虑烦躁异常。

我们都学过方剂，治疗自汗盗汗并见最著名的方剂就是当归六黄汤。自汗用玉屏风散，盗汗用知柏地黄汤，自汗、盗汗并见当归六黄汤，我用了6剂。

二诊：乏力稍减，余症改变不明显，口干渴，自汗，盗汗，恶热，胃脘处发堵闷并未见改善。我又详细问诊，没有明显恶寒，小便淡黄，大便日一次。我认为这种情况是西药干涉导致的，便嘱咐患者停用所有西药。以我多年临床经验来看，很多疾病如果不停西药的话用中药是不能够根治的。比如我们以后会讲到的糖尿病治疗，停用降糖药是一个必要的步骤。包括治疗高血压、帕金森等疾病也是要逐渐停用西药才可以达到根治的效果。患者没怎么停药，我换方三黄泻心汤合白虎汤。

三诊：血糖、血压均正常，患者害怕血糖不正常，遂自行服用降糖药出现了低血糖。我这次坚决强调让患者停西药，现在血糖、血压都很正常。用三黄泻心汤合白虎汤善后，这两个方子是治疗实热引起的糖尿病最好最快的方子，这类型的糖尿病是最好治的。一次效果就很明显。

什么是汗？"阳加于阴谓之汗。"阳气蒸化津液出于体表谓之为汗，那么解决汗的问题首先就要分析，阳气是不是过剩？水多水少？体表温度的问题就是毛孔的问题。如果毛孔问题出现的自汗就是桂枝汤，调和阴阳。而这个患者的自汗、盗汗是因为什么？是因为实热过剩，阳气蒸化了津液，把有用的津液都蒸化了，我们只要撤掉它的阳就达到阴平阳秘了。所以我们见到这个类型糖尿病是最好治的，西医怎么诊断只是一个参考而已。

病例 11　这个"水病"用攻法，还是用渗法？

这是丁某的爱人，杜某，男，80岁，2015年2月11日就诊。该患者因为2个月前受凉导致发烧、咳嗽，在某医院输抗生素仍高烧不退，咳嗽稍减轻，但出现胸闷憋气、胸痛，不能侧卧位。CT检查提示大量胸水，然后就抽水。开始抽水还不错，能放出200～500mL，后面逐渐就抽不出来了，胸膜变成蜂窝状。学过西医的同仁应该知道，当胸膜出现粘连后，一层一层就像墙一样，胸水就抽不出来了。患者高烧也不退，医院下了病危通知，老伴就劝他，别相信西医了，跟我去看中医吧。患者一直不去，一直拖到2月11日，是2015年春节的腊月廿七。我每年门诊是腊月廿七放假，那天要放假时老伴带了他过来，我说病这么重我这都要放假了，恐怕不能连续诊治了，老伴说西医已经下病危了，求我救救他。

刻下症：下午4:00高热39.5℃，恶寒，不能左侧卧位，胸痛，身重，厌食，大便黏，小便黄，舌苔白厚腻。平时就有痔疮。

【中医诊断】喘证——痰饮阻肺，兼夹湿热。

这个开始应该是个痰饮，结果经过抽水，饮和湿之间转换了。痰、饮、湿从舌诊上来区分一下，痰的舌诊是腻或者厚腻；饮的舌诊是水滑；湿的舌诊是单纯的厚，肯定不是腻，有腻就兼有痰了，单纯的病少，一般都兼夹的多。

【处方】控涎丹合柴胡达原饮。

这个患者我开的是控涎丹合柴胡达原饮，控涎丹我用五粒。我那儿有现成做好的胶囊，我怕控涎丹力量不够，因为快过年了，又用了芫花10g、大枣10枚煎汤空腹送服控涎丹。

二诊（2015年2月13日下午）：发热未作，食欲好转，大便2～3天一次，尿黄，已能入睡，水肿减轻。我们中医不抽水，水也下去了。又用了原方三剂。控涎丹只能隔日一次，不能天天用，天天服用就会恶心，会呕吐得很难受，隔1日或2日用就不会有问题。治急性水肿前面讲用控涎丹、三物白散、大陷胸汤逐水。

三诊（2015年2月16日）：发热未作，食欲好，睡眠可，大便干，小便淡黄，苔白腻偏厚，脉滑略涩，水肿继续减轻。方药改成了柴胡达原饮加猪苓汤的一部分。为什么加了麦冬、白芍？因为邪水去了，正水也不足，就像打仗，我们不能像成吉思汗那样，都打到地中海去了，退回来还是那么大个国家，我们打完仗后需要用自己的兵去占领地盘，用我们的正水去占领这个空间。

四诊（2015年2月24日）：发热未作，饮食正常，大便日3～4次，身痒，大踇趾水肿，舌淡红，苔白，予桂枝麻黄各半汤合桂枝茯苓丸。

五诊：体力好转，大便调，痔疮未再发作，浮肿消退，舌暗苔白，脉虚。予参苓白术散善后。善后有几法，善后有香砂六君法、人参归脾法、参苓白术法、六味地黄法。一些慢性病我们要学会善后。其实有时候开始的症状治起来挺容易，一到善后就没办法了，这病好了，但是没好利索，就是往往不会善后。这时候是正虚，不是邪实了，所以我们要学会补法。

病例 12 这个崩漏，用止血还是逐瘀？

石某，女，40 岁，银行职员。因于和丈夫生气，于非经期突然阴道下血不止 15 天，西医用多种止血药无效，刻下症：阴道下血，色紫黑有大血块，面色苍白，气短，语声低微，乏力（我门诊就一个台阶，她上台阶都需要伸脖子），脉涩芤。用模型来看，是气、血出了问题。我们这时候是按气治还是血治？

【中医诊断】崩漏——气滞血瘀。

【处方】血府逐瘀汤加味。

我怕血府逐瘀汤力量不够，在原方基础上又加了水蛭、益母草、刘寄奴。这是我治疗崩漏常用的方子，其效如神。我原来想的是，既然患者下血本来就都是大块，我就先逐下瘀，瘀血不去，新血不生，血能载气。我就想着先把瘀血祛一下。为什么下血不止？因为瘀血阻滞，血不循经，血回不到正经渠道去，因为那块儿堵住了，所以只是破瘀而已。第二天早晨患者就给我打电话，声音洪亮，说血没有了，人也有劲了。我本来想逐瘀后再给她补补，后来看她这样也不用补了，3 剂也就好了。

病例 13 治水，别忘了阳气

患者甄某，女，62 岁，2018 年 12 月 14 日首诊。患者心悸 6 月余，伴双下肢水肿，平素心动过缓，偶有胸前区不适，年前腰部不适，拍打腰后发生心悸，患者一直说是按摩给按坏了。6 月出现房颤，近来双腿浮肿，因用法华林，最近出现便血，刻下症：心悸，心前区不适，气短，彻夜不眠，服用安定可入睡，恶寒，胃疼，胃胀，排便不畅，小便时黄。下肢按压凹陷。舌软瘦小，苔水滑，脉沉紧结代。我们从模型看是水出了问题。西医诊断：房颤，双房增大，心功能不全，甲状腺结节。

【中医诊断】心悸——阳虚水泛。

【处方】真武汤。

| 茯苓 45g | 白芍 45g | 生白术 30g | 黑顺片 30g |
| 生姜 45g | | | |

14 剂，水煎服

二诊：心率从 120 次／分降到 90 次／分，双下肢水肿消除，胃痛除，腹胀除，食欲改善，睡眠改善，一晚能睡 3 小时，可不吃安定，脉沉结代。予真武汤，在药上做了微微调整，换白芍为赤芍。两次治疗后面色改善很明显。

第三章

失眠

治疗失眠，就安神这么简单吗？

对于失眠这个问题，真的就是安神这么简单吗？以前有位医生治疗一位女孩的病，女孩本来是月经不调，她问患者是否有痰，患者说有，医生就开了半夏、陈皮、桔梗、白芥子、远志、茯苓。我们先不说方子开得怎么样，就是这个方向和思路是要不得的。有的人开方就是堆砌，治咳嗽就开一堆止咳药，治疗失眠就开一堆安神药，恨不得把《中药学》上写的治疗失眠的药都开上，即便这样可能暂时会取得一些效果，但这是对患者不负责任的行为。

我们中医人最忌讳的事情就是治了病，害了命，虽然暂时缓解了患者的痛苦，但是压制了病情，可能会给患者埋下隐患。如果这个患者是肿瘤引起的魂魄不安，医生强制安神，可能当时患者能舒服几天和睡好觉了，但过两年患者癌症晚期死掉了。医生会认为这个病跟自己没关系，但要摸着良心，重新问问自己是不是真的尽心尽力了。

我今天讲的失眠，中医的病名叫不寐，在气－血－水－神的模型里属于神志病。但要注意，如果这个患者脚骨折了，也会因为疼痛引起失眠，这类继发性失眠我们要处理原发病。我们主要论述的失眠，属于原发性失眠。这一章学完之后，你会发现，原来失眠有这么多类型，其实治疗失眠，也有一套思维模型。

从睡眠生理曲线，看子午觉的必要性

在讲失眠之前，我们先从生理的角度来探讨睡眠规律。

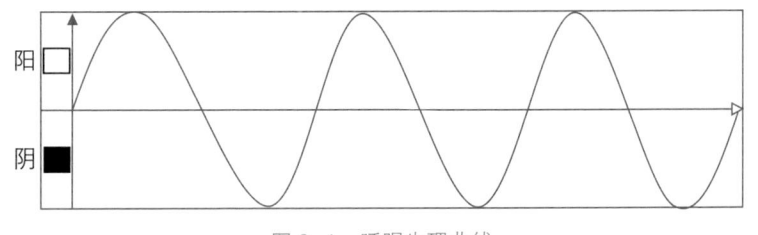

图 3-1　睡眠生理曲线

人体睡眠的生理：气血昼行人体 25 周，夜行人体 25 周，一昼一夜，行人体 50 周。阳气在外为阴之使也，阴在内阳之守也。阳气出于体表则寤，阳气入于阴则寐，此为一个正常的循环过程。

中医讲究睡子午觉，子时是胆经主时，胆经在子时是排毒器官，子时是阴阳气相顺接的时候，子时一阳生，此时阳气是要生发的，子时不睡觉，在白天多睡，是达不到身心休息放松的目的的。子时就像是白班和夜班两班相交接，如果上一班工作没做好就交给下一班，一次两次没有问题，下一班工作人员会把上一班工作完成交接好。但如果长期处于子时不能进入睡眠状态，那么身体气机就会处于紊乱状态，长期下去会诱发多种身心疾病。

午觉也需要睡，但大部分大城市工作节奏都很快，午间不休息。我在北京的医院进修时看到很多专家中午不休息，挂 100 多号，一边吃盒饭一边看病。从事中医行业的人尤其要规律地工作，保证充足的睡眠，因为只有自己身心健康了，才能够帮助别人，调理别人，而现在很多医生的体格还不如患者。

有的人看着很壮身体很好，但脉象很差，外强中干，这样的人会突然倒下。咱们经常听说一些人平时没病，三四十岁突然死亡，其实是因为他们机体不敏感。疾病是机体给我们的一个信号，让我们警醒问题，去及时处理干预。而我们现在生活习惯不好，过食寒凉、肥甘厚味，作息不规律等，这些都会伤害我们的身体，使机体不敏感了，所以强壮的人会突然死亡。医生自己因为劳累猝死的事件也时有发生，真的非常痛惜。所以我们作为医者，一定要保护好自己，保证充足的睡眠。

五脏六腑皆可令人不寐

《难经》曰："人之安卧，神归心，魄归肺，魂归肝，意归脾，志归肾，五脏各安其位而寝。"五脏六腑皆可令人不寐。

心主血脉，心主神明，心为五脏六腑之大主，五脏六腑有病皆可影响心脏，五脏六腑又受心脏指挥，心为君主之官，像总经理一样管理其他脏腑，所以心有问题了就会引起失眠。心与小肠相表里，所以当小肠有问题影响到了心神时，也会出现失眠。

肝藏魂，肝血不足或肝经有异常，则魂不能潜敛，引起失眠。这种失眠状态是多梦，梦做得害怕、飘、飞，就得用药补肝血、摄魂魄，要用收的药。有三个药可以收：龙骨、牡蛎、磁石（铅丹更好用）。此时这种失眠用龙骨。用牡蛎是收肺，牡蛎是水畜，金能生水。做梦场景特别大，魄收不住就用牡蛎。乱七八糟的梦就用磁石，心主神明，心神乱了，灵磁石能镇心安神。肝胆相表里，胆主决断，胆腑出现问题时也会引起失眠。

脑为元神之腑，如果脑髓不足，髓海不充，可导致失眠，或者睡眠轻浅。

胃不和则卧不安。小孩子食积，还有成年人饥饱劳碌都可导致胃不和。治疗这样的失眠最好的办法是增加胃动力，六腑以通降为顺，让胃里东西下去即可。

心、小肠、肝、胆、脑、胃这几个脏腑是和睡眠密切相关的，从失眠治疗的临床情况来看，这些脏腑出问题，也是失眠最常见的一些类型。

把握阴阳出入，看透失眠病机

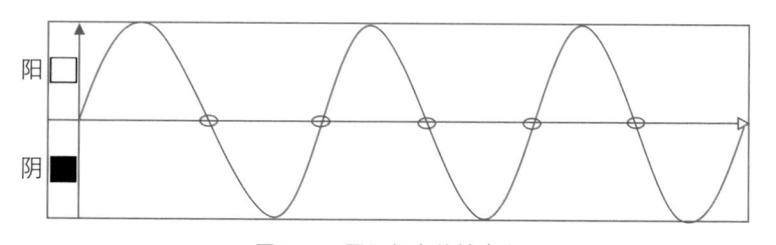

图 3-2　阴阳相交的结合点

我们从阴阳整体变化的角度探讨失眠，失眠大致分为三种：阳入阴的结合点出了问题，阳气的多少出了问题，阴液的多少出了问题。我们还要带着这个图的模型，具体到相关脏腑中，更加深入地分析，失眠的证型就出来了。

1. 阳气入阴的结合点出问题

阳气入阴的结合点，开阖出了问题，导致阳气进不去。什么原因导致的？

（1）少阳枢机不利

从表里的角度来说，我们肉身的外面有一层毛孔，肉身之内叫做内腔。太阳为开，少阳为枢，阳明为合。阳入不了阴的关键在于枢不转动，这种原因失眠我们要调理少阳的枢机。少阳气机壅滞，表现是浑身沉，没精神，柴胡加龙骨牡蛎汤开通少阳而安神。

从病因来说，最常见的是长期看手机玩电脑，这个状态下人体肌肉紧张，枢处于闭合状态，阳出不来，也进不去。这个类型的失眠，可选用我的失眠自拟方，还有柴胡龙骨牡蛎汤、小柴胡黄连丹皮汤等。

（2）心肾不交

从上下的关系来讲，心为阳，在上，肾为阴，在下，心肾即阴和阳结合的点。

2. 阳气的多少出了问题

（1）阳气过多

阳气太多导致气的运行过了入阴的结合点。这种失眠是阳盛则热，五脏六腑都会有热，所以治疗需要清热。

心热叫做心火亢盛，就要清心，用大黄黄连泻心汤、栀子豉汤等。

心火下移小肠，这是最常见的证型之一，心火时患者没有及时治疗，结果热下移至小肠。中医的小肠不是西医的小肠，中医的小肠更多是指泌尿系统。大肠主津，小肠主液，小肠湿热选用清理小肠火的，也就是清理泌尿系统的。

肝郁日久化火的，用丹栀逍遥散合安神四味。肝胆湿热就用龙胆泻肝汤。

（2）阳气过少

阳气过少就不能把人体的气血推进到入阴的结合点，想进去的时候到不了那个门，找不到枢，治疗都要温补。

心气亏虚、心阳不足等类型，我们都要温阳补气。补气常用张锡纯的升陷汤；气虚兼心阳不足就用回阳升陷汤；气虚兼气郁选用理郁升陷汤；单纯阳气不足用桂枝甘草汤、甘草干姜汤。

还有失眠病程非常久的，阳气又虚又浮，不能入阴，我把这种类型叫做真阳不足、神失潜镇。对于这样的情况，既要温阳又要收敛，龙骨收左路，牡蛎收右路，磁石收中路。如果分不清就用四逆汤加龙骨、牡蛎、磁石，此乃温阳潜镇法。药味也不多，共六味药，水之数，天一生水。看着都是热药但是却是治肾的。用五之数也可以，五土居中。

3. 阴液充足与否

（1）真阴不足

真阴不足则不能潜敛阳气。心肾不交的背后多是真阴不足，所以我也用引火汤和潜阳封髓丹治疗这种类型的失眠。内伤模型里有一个补阴的方子叫麦味地黄汤，也可以治疗失眠。

肝血不足则魂不得藏，产生虚烦难以入睡，这种情况就用酸枣仁汤。

（2）水液过多

如果人体内的水液特别多，大水漫灌，神魄也会不安。现在这种情况也很常见，因为总是有人宣传教育患者每天喝 8 杯水，风寒感冒了也不辨证就输液等，水摄入就偏多，这种类型的失眠就利水。比如水饮凌心的，可以用五苓散、真武汤、神效五苓散。

4. 其他类型

还有失眠是厥阴不利、胃不和卧不安，从脏腑的角度和阴阳出入的角度，这两个类型都不难理解。

这样我们把失眠的类型分为了阳气不足、阳气浮越、阴阳节点不能开放、阴液不足导致的神魂不能镇摄，以及人体水液漫灌导致的失眠。基本上就涵盖了我们临床常见的失眠。所以临床遇到一个患者，率先在头脑里要有基本思维模型，然后再加以详细区分。

想要做一个好中医确实很难，我们是个体化治疗，来了一个失眠患者，我们就要分这么多种证型，还没有涵盖所有。相比于西医的标准化流程，如阑尾炎只要符合诊疗指南的手术指征就手术，手术之后需要做什么都有明确的说明，照着做就可以。做中医人的要求真的挺严格，所以做中医就相对难一些。

失眠分型辨治要点

1. 肝气郁结

症状：脸型偏方型，眼窝偏凹陷，面色发暗偏隐青，体型相对瘦弱，郁郁寡欢，多愁善感，情绪敏感，呃逆，舌暗淡，苔薄白，或者白略厚，脉沉弦（病在肝）或者沉弱（伤脾）。

处方：自拟方（1 个月左右的失眠非常好用）。

| 柴胡 10g | 黄芩 10g | 赤芍 10g | 白芍 10g |

| 枳壳 10g | 陈皮 10g | 生山楂 10g | 炒山楂 10g |

炒枣仁（生熟各半）15g

注：生枣仁可以让患者白天有精神，炒枣仁可以夜间睡得安稳。一般我门诊都是生：炒 =1:1 混合在一起用。有时我还会加苏叶，如果有痰、舌苔白厚的，可以加半夏。苏叶和半夏这两味药，不止可以化痰，还可以沟通阴阳。半夏这个植物到夏天叶子就枯萎了，可以沟通阴阳。苏叶在白天和夜间是一张一合的。苏叶临床还可以导尿，治疗膀胱麻痹。用苏叶 50g 泡水代茶饮，频频喝，治疗排尿无力，或者手术后插尿管拔不了尿管的，排尿困难等，都可以配合应用。

2. 肝郁化火

症状：入睡困难，心烦易怒，两胁肋胀痛，情绪激动，舌尖边略红（火在经，而该用龙胆泻肝汤的时候舌边就不会红了，因为火已经入脏），或者舌淡红，苔白，脉弦略数（脉不会特别数）。

处方：丹栀逍遥散合安神四味。

丹皮 10g	栀子 10g	当归 10g	白芍 15g
北柴胡 10g	茯神 15g	白术 10g	薄荷 6g
炙甘草 6g	炒枣仁（生熟各半）15g		远志 10g
合欢皮 15g	夜交藤 30g		

安神四味：炒枣仁（生熟各半）、远志、合欢皮、夜交藤。

多梦的用安神六味：炒枣仁、远志、合欢皮、夜交藤、生龙骨、生牡蛎。

乱梦的用安神七味：炒枣仁（生熟各半）、远志、合欢皮、夜交藤、生龙骨、生牡蛎、磁石。

急性的失眠用镇静安神的不会有问题，因为就是阳气过多，需要镇静收敛一下。用肺金一收，金能生水就可以转化成肾阴了。初学者达不到精细辨证，但至少要学会方向辨证，只要方向对也可以。

3. 肝胆湿热

症状：失眠烦躁，易怒，脾气大，口苦晨起加重（有的患者描述不清口苦，或者感觉不敏锐，说自己嘴和舌头发木也是这个类型。此外，心火、胃火的口苦是在午间加重的），多梦，可伴见头痛头晕和小便黄赤，西医检查可见胆囊炎、胆石症，舌边红，舌苔黄厚或者白厚，脉弦数。

处方：龙胆泻肝汤合安神四味。

龙胆草 6g	栀子 6g	黄芩 6g	柴胡 6g
生地黄 10g	车前子 6g	建泽泻 6g	木通 4g
甘草 6g	当归 6g	炒枣仁（生熟各半）15g	
远志 10g	合欢皮 15g	夜交藤 30g	

剂量要小，因为这个方子比较苦寒，为了避免相关部门诟病，防止一些脏器损害，用量要小，防止泻肝太过，肝木生发不起来。万一转氨酶再蓄积，查出问题，医生就很被动。如果辨证准确，3 剂就能有效，吃 7 剂基本就好了，现在也常用 7 日处方，问题不大，还没遇到过引起肝肾损害的情况。

前些年的"关木通事件"，让关木通从药店里消失了，现在用的都是川木通，疗效大打折扣。木通在这里是佐使药，但却是起关键作用的，相当于侦察兵探路，之前是精兵，后来换了川木通代替就如换了老弱病残兵，疗效就慢了。

4. 心火亢盛

症状：失眠，心烦不安，或者心中懊憹（心里乱七八糟），可见口舌生疮，大便偏干，小便淡黄，舌苔白舌尖红，脉略数，左寸、关上浮数。（《伤寒论》也多次提到关上脉。在"九部脉法"中，为寸之下关之上。《千金翼方》云："寸口位八分，关上位三分，尺中位八分，合三部一寸九分。"《千金翼方》诊关上脉篇："关上浮而数，胃中热。"与此心火亢盛型失眠病机符合，用大黄黄连泻心汤）

处方 1：大黄黄连泻心汤合安神四味。

大黄 15g（不后下）	黄连 15g	黄芩 15g	远志 10g

炒枣仁（生熟各半）15g　　　　合欢皮15g　　　　夜交藤30g

处方2：栀子豉汤。

淡豆豉10g　　　　　　　　栀子10g

如果患者配合度很好，直接只开栀子豉汤没有问题，也可以合安神四味。另外，栀子豉汤治疗胆结石也非常好用。出现这种失眠，用栀子豉汤非常有效，不要看药味少，效果很好。但在临床基本上就出处方1，看着规整，患者也好接受，如果多梦再加龙骨、牡蛎、磁石。

5. 小肠湿热

症状：心烦失眠，（也有的患者会有小腹、前阴部的不适，但是长期失眠，比如已经三五年的，就没有这个症状了，可以开一个尿常规化验，往往有泌尿系的感染。如果不能化验，就要仔细把脉，观察患者尺下脉偏细涩，或细涩。临证仔细体会，或者一次两次没把出来，等患者化验完了再把脉。凡事多记录、勤思考才能进步得快。很多的学习是向患者学习，向患者学习比跟书本学习更快更可靠，离真理更近），小便不利，甚者淋漓涩痛，舌偏红，苔略厚，脉细数。

处方：八正散合安神四味。

木通6g　　　　　车前子10g（包煎）　　　　萹蓄10g　　　　瞿麦10g

栀子10g　　　　　滑石10g　　　　　　　　大黄6g　　　　灯心草6g

甘草梢10g　　　　远志10g　　　　　　　　炒枣仁（生熟各半）15g

合欢皮15g　　　　夜交藤30g

方歌：八正木通与车前，扁蓄大黄知滑研，
　　　草梢瞿麦兼栀子，煎加灯草痛淋蠲。

6. 心气亏虚

症状：失眠，入睡困难，气短乏力（有的患者不说这个症状，但是在就诊时可能坐着坐着就倒一口气），偏阳虚的可有畏寒，心中觉冷，背恶寒，手足冷，舌淡，脉虚。

处方1：升陷汤。

| 生黄芪18g | 知母9g | 柴胡4.5g | 桔梗4.5g |

升麻3g

处方2：回阳升陷汤。

| 生黄芪15g | 干姜6g | 当归10g | 桂枝6g |

炙甘草6g

处方3：理郁升陷汤。

| 生黄芪15g | 知母9g | 当归10g | 桂枝6g |
| 柴胡6g | 生乳香10g | 生没药10g | |

张锡纯发明了很多很好用的方子，以上这三个方子原文描述："胸中大气下陷，气短不足以息，或努力呼吸，有似乎喘；或气息将停，危在顷刻。其兼证，或寒热往来（不一定都是少阳证），或咽干作渴（也不一定是阴虚），或满闷怔忡，或神昏健忘，其脉象沉迟微弱，关前尤甚。其剧者，或六脉不全，或参伍不调。"只气虚的用升陷汤，偏阳虚的用回阳升陷汤，两胁疼痛或者有闷胀的用理郁升陷汤。

7.心阳不足

症状：失眠，心慌胸闷，甚则胸痛怕冷或天冷加重，舌淡暗或隐青，脉沉紧、沉迟或结代。

处方1：桂枝甘草汤。

| 桂枝45g | 炙甘草30g |

处方2：甘草干姜汤。

| 炙甘草30g | 干姜30g |

处方3：回阳升陷汤。

| 生黄芪15g | 柴胡6g | 升麻6g | 桔梗6g |
| 桂枝10g | 干姜6g | 当归10g | 川芎6g |

为什么用甘草干姜汤？心包和胃相别通，治疗是一样的。我在临床首选回阳升陷汤，因为有阳虚首先会兼有气虚。

8. 心肾不交

症状：心烦、失眠、耳鸣如蝉（低调的细鸣，肝火则是声音大的噪音），伴腰酸、梦遗等。

处方：交泰丸加味、黄连阿胶汤、潜阳封髓丹合引火汤（我常用）、三才封髓丹。

熟地黄 90g	麦冬 30g	茯苓 15g	巴戟天 30g
五味子 6g	黄连 3g	肉桂 3g	黄柏 15g
砂仁 15g	甘草 15g	生龙骨 30g	生牡蛎 30g

为什么熟地黄用这么大量？"精不足者补之以味"，已经需要的不是气了，我们要沉下去补进去，剂量小了没有用。

9. 水饮凌心

症状：心悸，短气，眩晕（90%的眩晕，不论耳石症、梅尼埃病还是其他什么病，一般都是水饮造成的，可以直接开神效五苓散，90%都有效），胸闷痞满，渴不欲饮，小便不利（小便多或者小便少），或下肢浮肿（胫骨前可凹陷性水肿），形寒肢冷，肠鸣，伴恶心欲吐，流涎，舌淡胖，苔白滑，脉象弦滑或沉细而滑。

辨证要点：心悸、短气、浮肿、肠鸣。

处方：五苓散、真武汤、神效五苓散。

茯苓皮 30g	厚朴 20g	木香 20g	木通 6g
泽泻 15g	猪苓 10g	桂枝 10g	枳实 10g
陈皮 20g	清半夏 10g	甘草 6g	生白术 10g

水液占了人体总重的 75% 左右，水病占病种的 1/4，所以水病很重要，很多疑难病，包括肿瘤，干涉身体的水就可以了。地上为什么会长杂草，因为地上有

多余的水、阳光、微生物，我们断其任何一个渠道它就生长不了，有的疑难病一动水就都没有了。

水饮侵犯人体通常有几个途径可走：水饮入头则眩，水饮凌心则悸，水饮入肺则咳，水饮入胃则呕，水走肠间则沥沥有声。把这几个症状找出来就治就可以了，这样学习中医其实也不难。

有个营口的患者，来找我治尿崩症，装一包尿不湿，隔十几分钟就换一个，我当时用的就是神效五苓散。

10. 厥阴不利

症状："厥阴之为病，消渴，气上撞心，心中疼热，饥而不欲食，食则吐蛔，下之利不止。""伤寒，脉微而厥，至七八日，肤冷，其人躁无暂安时者，此为脏厥，非为蛔厥也。蛔厥者其人当吐蛔。令病者静，而复时烦，此为脏寒。蛔上入膈，故烦，须臾复止，得食而呕，又烦者，蛔闻食臭出，其人当自吐蛔。蛔厥者，乌梅丸主之。又主久利方。"

辨证要点：口干、半夜 1 ~ 3 点症状加重、脉沉细。

处方：乌梅丸。

乌梅 24g	细辛 10g	桂枝 10g	黄连 24g
黄柏 15g	当归 10g	人参 10g	干姜 24g
川椒 6g	炮附子 15g		

（酌情加减：酸枣仁 10g ）

此是原方剂量转换而的，口感不是特别好，可以按照 1/3 ~ 2/3 的剂量应用，但如果是重症，就用原量。

11. 少阳枢机不利

症状："伤寒八九日，下之，胸满烦惊，小便不利，谵语，一身尽重，不可转侧者，柴胡加龙骨牡蛎汤主之。"

处方：柴胡加龙骨牡蛎汤。

柴胡 24g	黄芩 15g	清半夏 15g	生龙骨 30g
生牡蛎 30g	桂枝 10g	茯苓 15g	大黄 20g
铅丹 10g	炙甘草 6g		

气分的病变，是气机壅滞引起的。

12. 胃不和则卧不安

症状：失眠，夜间腹胀，大便略干或便秘，舌偏红，苔厚。

处方：调胃承气汤。

| 大黄 30g | 芒硝 20g | 炙甘草 15g |

（开锅之后 10 ~ 15 分钟，下大黄、芒硝一起煮）

如果小孩子卧不安，伸出舌头苔比较厚浊，脉滑或者涩，就用保和丸。但成年人用保和丸效果不好，所以要增加胃动力，用调胃承气汤。看着调胃承气汤感觉大黄、芒硝都是虎狼之药，其实我们可以亲自试试，调胃承气汤口感很好，大便疏通浑身轻松，心情舒畅。

13. 肝血不足虚烦

症状：失眠，心烦，舌淡红瘦小，脉细略数。

辨证要点：越劳累越睡不着，事越多越睡不着。

处方：酸枣仁汤。

| 酸枣仁 30g | 川芎 6g | 知母 10g | 茯神 15g |
| 炙甘草 15g | | | |

14. 真阳不足、神失潜镇

症状：失眠时间周期长，怕冷手足冰凉。舌淡，苔白，脉沉或迟。

治法：温阳潜镇。

处方：四逆汤加味。

| 炮附子 30g | 干姜 30g | 炙甘草 45g | 龙骨 30g |

牡蛎 30g　　　　　　（磁石 30g）

这个方子里用阳药，而剂量则用的是阴数，这样取一个阴平阳秘的意。

病案实战

病例 1　首诊效果好，善后也要周全

王某，女，42 岁。2016 年 5 月 12 日来诊。

患者失眠 8 个月，曾服用安定，药后能够入睡，但第二天头部昏昏沉沉（安定后遗效应），持续 2 天，如不吃安定，则又无法入睡。患者痛苦异常，心情压抑，体重减轻，面容憔悴，自我感觉心理压力很大（感觉别人对她都不好了，其实是自己心理认知出现了问题），食欲差，大便调，小便利，舌淡红苔薄白，脉略弦。

【中医诊断】失眠——肝气郁结证（临床最常见）。

【治法】疏肝解郁安神。

【处方】自拟方。

柴胡 10g　　　　黄芩 10g　　　　赤芍 10g　　　　白芍 10g

枳壳 10g　　　　陈皮 10g　　　　生山楂 10g　　　炒山楂 10g

炒枣仁（生熟各半）15g

　　　　　　　　　　　　　　　　　　　7 剂，水煎服

二诊：已能安然入睡，食欲改善。原方继续服用 1 周。

三诊：患者面色也好转，体重增加，睡眠良好，性格较前开朗，原方加党参 10g 以善后。

很多人首诊辨证还好，但缺乏后期的善后。我建议首先用"补土法"，这是一个常用大法，《黄帝内经》有云："有胃气则生，无胃气则亡。"顾护胃气，土能承载万物，也能收纳万物。

常用善后法：香砂六君法、人参归脾法、参苓白术法。慢性病补肾的不多，一般都是以补脾土来收功。尤其是大病，大病衰其六七而止，后期就要顾护人体

的正气，不要一味逐邪。

病例2　水饮下去了，肝火浮上来

樊某，女，76岁。2019年1月30日来诊。

患者失眠，入睡困难，辗转反侧，坐卧不宁，查体脊柱侧弯，双下肢无力，下肢冰凉，踇外翻脚拘挛，起夜8～10次，尿频。舌淡，苔薄，脉沉。

【中医诊断】失眠——心肾不交证，水液气化不利。

【治法】交通心肾，宁心安神。

【处方】真武汤加味。

茯苓 30g	生白芍 30g	生白术 20g	干姜 30g
炮附片 30g（先煎久煎）		生龙骨 30g（先煎）	
煅牡蛎 30g（先煎）	炙甘草 30g	生山药 30g	
生黄芪 30g	桑螵蛸 6g		

14剂，水煎服

下肢无力加生山药、生黄芪。起夜次数多加桑螵蛸。

二诊：口干减，失眠改善。小便热，双下肢水肿，腰酸痛不能直立，腿胀，起夜10～12次左右。晨起口苦，眼花，有眼眵，乏力。舌边略红，脉数略弦。

【中医诊断】失眠——肝胆湿热证（水饮下去了，肝火浮上来）。

【处方】龙胆泻肝汤加减。

龙胆草 6g	生栀子 6g	黄芩 6g	柴胡 6g
生地黄 10g	盐车前子 6g（包煎）		泽泻 6g
川木通 4g	炙甘草 6g	当归 6g	制远志 10g
炒酸枣仁 15g	合欢皮 15g	首乌藤 30g	

15剂，水煎服

随访后期症状皆改善。

病例 3　失眠伴尿路感染

侯某，女，44 岁。2017 年 6 月 6 日来诊。

患者间断性失眠 3 年，伴见反复尿路感染，舌淡红，苔薄白，脉细略数。

【中医诊断】失眠——小肠湿热证。

【治法】清热利湿，佐以安神。

【处方】八正散合安神四味。

木通 6g	车前子 10g（包煎）	萹蓄 10g	瞿麦 10g
栀子 10g	滑石 10g	大黄 6g	灯心草 6g
甘草梢 10g	远志 10g	炒枣仁（生熟各半）15g	
合欢皮 15g	夜交藤 30g		

7 剂，水煎服

二诊：睡眠好转，尿频尿急明显减轻。原方继续服用。

三诊：予猪苓汤以育阴利水。强行清热利湿的药不能久用，伤人正气。

随访 1 年，未再失眠，泌尿系感染也未再发作。猪苓汤治疗泌尿系感染有很好的远期效果，是泌尿系的首选方剂。尿路感染不伴失眠的，最好用的方子是四逆散合猪苓汤。为什么用四逆散？肝经绕阴器下行，泌尿系症状也是阴部症状为主，首选肝经循行部位的四逆散。

病例 4　气短气陷也靠观察

王某，女，56 岁。2009 年 3 月 1 日来诊。

患者失眠 9 年，曾服用各种中西药物无效，自述服用安神药物酸枣仁、龙骨后则更难入睡，食欲可，二便调。患者有气短（患者没有自述气短，是我观察出来的，肝气虚，肝气升不上来，宗气也下陷。肝气本来就升不上来，再镇静一下就更升不上来了，患者肯定会难受），舌淡略暗（有郁象），苔薄白，脉弱。

【中医诊断】失眠——心气亏虚证（宗气亏虚）。

【处方】理郁升陷汤。

| 生黄芪 15g | 知母 9g | 当归 10g | 桂枝 6g |

柴胡 6g   生乳香 10g   生没药 10g

7 剂，水煎服

复诊：患者自述服用 1 剂药后即能安然入睡，气短亦减轻。前后服用 30 余剂，失眠痊愈。随访未再复发。

病例 5　服用安神药物更睡不着

白某，女，40 岁。2015 年 6 月 23 日来诊。

患者失眠 11 年，服用中西药物无效，越是服用安神药物越睡不着，记忆力减退，白天迷迷糊糊，舌淡红，苔薄白，脉沉弱。患者自述西药不敢用，中药看了很多名医，吃 1 剂再就不敢吃了。皮肤白皙（失眠会出现两种形态，一种是脸色就很暗很滞，满脸的焦虑；还有一种就是皮肤很好，看着比正常人还正常。患者的每一个表述医生都不要忽略，也许就是对判断病情有帮助的。越服安神药越睡不着的，往往是个虚证，要么气虚，要么阳虚。既然判断虚证了，就要判定是气虚还是血虚。服镇静药睡不着的，气虚偏多，因为宗气上走息道司呼吸，下灌心脉助血行，心主神明，心主神志。）

【中医诊断】失眠——阳气不足。

【处方】回阳升陷汤。

生黄芪 20g   桂枝 10g   当归 10g   柴胡 6g

干姜 6g   川芎 6g

6 剂，水煎服

连续服用两月余，痊愈。

病例 6　彻夜不眠伴定时呕吐

尚某，女，46 岁。2014 年 7 月 15 日就诊。

诊病问诊过程中就哭了三次（患者哭怎么看？肺气郁闭）。失眠 15 年（当时怀疑是假性失眠，所以跟患者家属反复确认了患者确实是整晚无眠），口服安定 20 片无效，面色白皙，气色很好，额头痛（阳明经），腿、头顶凉，每天夜间 3

点必须起床呕吐（厥阴），舌淡而干，脉微细。用乌梅丸和葛根汤（治疗阳明经表，宣发肺气治疗哭）。早晨服用葛根汤，中午晚间服用乌梅丸，服药后 3 天就不哭了，并能睡 3 ~ 4 个小时，7 天后能睡 5 个小时左右。

二诊：10 天后只用乌梅丸加吴茱萸。头顶凉得太厉害，加用吴茱萸暖肝。

共服 27 剂痊愈，至今睡眠很好。现在朋友们都说她气色精神状态特别好，判若两人。

【中医诊断】失眠——厥阴不利证。

【处方】乌梅丸。

乌梅 24g	细辛 10g	桂枝 10g	黄连 24g
黄柏 6g	当归 10g	人参 10g	川椒 6g
附子 30g	干姜 24g	吴茱萸 30g	白芍 15

6 剂，水煎服

乌梅丸加减，最好选用不出厥阴经的药。

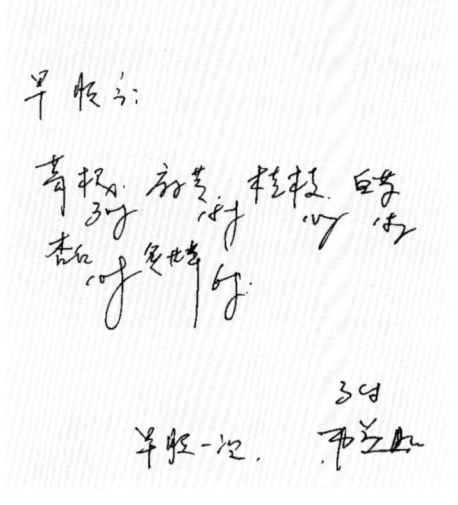

图 3-3　临床处方

病例 7 肝心脾肺肾，对应呼笑歌哭呻

有个住院患者，一到晚上就"嗷"一声，然后"嗡"接着开始哭，十多分钟一次，特别频繁。我就觉得比较吵，让主管大夫给他用点中药，但是直接跟主管医生说"嗷"一喊归肝，哭归肺，这么直白是不行的。主管大夫给开了麻黄汤合六味地黄汤，这个方子至少开对了一半。所以这个患者后期还是晚上喊，但是没有哭了。六味地黄丸应该治的是呻吟，呼是喊，呻吟是"嗯嗯"的声音，"哎哟"是惊了。这个患者年头久了，肝气郁闭，用理郁升陷汤应该是最好的。患者医院住了 2 年，心情也不可能好。患者一进门诊，每一个表现，每一个形态，我们都不要放过，而且要抓住主症，迅速诊断，不能等患者坐跟前把脉时才开始。

病例 8 冬泳迫使阳气浮散

庞某，男，45 岁。2017 年 5 月 6 日来诊。

患者失眠 6 年，白天没精神，甚至不敢开车，头晕神情恍惚，满脸痤疮。患者习惯经常锻炼，冬夏都游泳（冬季游泳蒸出去的浮阳，需要收敛）。饮食可，二便调，不敢吃安定，否则精神更加萎靡，舌淡苔白，脉沉。西医检查：血压偏高，约 140/95mmHg，高血脂。整天迷迷糊糊，什么都干不了（精则养神，柔则养筋，神不行筋也不行，所以什么都做不了），很郁闷，治了很多中西医都治不好。

【中医诊断】失眠——阳虚神失潜镇。

【处方】四逆汤。

附子 30g	干姜 30g	炙甘草 45g	龙骨 30g
牡蛎 30g			

7 剂，水煎服

复诊：睡眠好转，精神转佳，已经能够开车。按此方前后调理 1 个月而愈。

病例 9 厥阴不治，治少阳

李某，女，37 岁。2018 年 12 月 26 日来诊。

患者失眠 1 个月余，夜晚 2 点多醒。最近出现面斑；近 2 个月经前乳胀，月经有血块，白带正常；备孕中。现下正值经期。体胖，肤白，舌暗红，舌尖赤，尺滑（经期故滑，实际脉是厥阴证的脉）。

【中医诊断】失眠——厥阴不利。

【处方】厥阴首选乌梅汤，因患者怕药苦，遂从少阳治疗。

柴胡 15g	黄芩 10g	桂枝 15g	干姜 6g
天花粉 15g	生牡蛎 10g	炙甘草 6g	炒芥子 10g
首乌藤 30g	生百合 15g	生地黄 30g	炒酸枣仁 15g
炒芥子 10g			

14 剂，水煎服

二诊：吃药后睡眠改善，做梦较前减少，面斑减少。舌淡暗，脉沉细。

【处方】

柴胡 20g	黄芩 10g	姜半夏 15g	桂枝 15g
茯苓 15g	生龙骨 30g	生牡蛎 30g	生大黄 10g
炒芥子 10g	生磁石 30g	首乌藤 30g	炒酸枣仁 15g
炙甘草 6g			

14 剂，水煎服，日 2 次

处方调整了一下方向，想振一下少阳的枢机，因为患者脸上已经很多斑了，少阳气机郁得很厉害。

病例 10 症状繁多的复合证型

朱某，女，68 岁。2019 年 1 月 9 日来诊。

患者失眠 20 年，1999 年开始失眠，甚至彻夜不眠，多汗，太阳穴跳痛。白天不睡，晚上睡不好。眼涩不能睁，头胀，脑袋跳痛，头痛如困住，耳堵耳鸣，面红身热，多汗，口不苦，口鼻干，心烦气躁。大便调，小便灼痛，色黄。舌淡苔白略厚，脉滑大沉数。

症状繁多，病程又久，我们逐渐梳理一下，头部有头胀、头太阳穴跳痛，首先分辨这是寒还是热？只有热才会胀痛。耳堵耳鸣，面红身热，这是一派热像。小便灼痛，证明小肠也有热。综合病机，是上边有心火，下边小肠有湿热，心与小肠相表里，表里两经都有热，怎么办？那就要用合方。因为病程太久，为了增强清热效果，加了白虎汤。三黄泻心汤和八正散也有黄连解毒汤的意思。

【西医诊断】高血压（服降压药）、胃息肉。

【中医诊断】失眠——心火合并小肠湿热。

【处方】三黄泻心汤合八正散（导赤散也可）、白虎汤。

生大黄 15g（后下）	黄芩 15g	黄连 15g	黄柏 15g
生栀子 10g	生地黄 20g	川木通 6g	滑石 10g（先煎）
生石膏 30g（先煎）	知母 10g	粳米 15g	生甘草 6g

15 剂，水煎服

二诊：服药后 21:00 ~ 2:00 能睡了，但睡得不踏实。头胀，脑袋跳痛减轻，说话时仍耳朵堵，头痛、头蒙减轻，面红身热减轻。小便灼痛，色黄，大便正常。舌淡暗，苔白略厚，脉略数（脉象好转）。

处方：生地黄 30g	川木通 6g	生甘草 10g	淡竹叶 6g
盐车前子 10g（包煎）		萹蓄 10g	瞿麦 10g
生栀子 10g	滑石 10g（先煎）	生大黄 15g（后下）	
黄连 15g	制远志 10g	炒酸枣仁 15g	生磁石 30g（先煎）
生龙骨 30g（先煎）		首乌藤 30g	

15 剂，水煎服，日 2 次

上面热已减轻，我们取掉一些清热的药，改用八正散加大黄黄连泻心汤加点安神药。

病例 11 只开两味药，这个人却治不了

一个女患者 36 岁，乏力特别严重，很多名家开的人参、黄芪、鹿茸，补得都起不来，找到我说她一点凉药都用不了，把脉是沉实数。我让患者相信我，不要疑惑，疑惑这个病就没法治。我开处方大黄黄连泻心汤，这个方子不是熬的，

是泡服。我开大黄 6g，黄连 6g，泡服。患者说自己一吃凉的就拉肚子，我让患者放心吃，自己用的药气，没有用药味。"形不足者予之以气，精不足者补之以味"，我没有补，不想那样，原因是心火太过亢盛，我们把火轻轻地一散，她就有劲了。后来劝说了三次，这个患者都不服药，无缘之人没有办法，也应了一句话："天雨虽大不浇无根之草，佛法无边难度无缘之人。"

病例 12　桂枝甘草汤真的可以导致腹泻

这个病例是 2012 年有个邯郸学员母亲得了房颤，转了很多医院，用了各种办法除颤也治不了，后来求助于我。她拍了一张舌头照片，我看了一下，就是一个心阳虚，开了桂枝 45g，炙甘草 30g。患者吃完后房颤就没有了，但是第二天出现剧烈腹泻，暴泻如注。患者害怕了，给我打电话，问我是不是开泻药了。桂枝和甘草这两个药单独使用不会导致腹泻，但是桂枝甘草汤是真的可以导致腹泻。因为原来是心阳不足，雾霾和水气蒙蔽了心阳，心脏像太阳一样照耀着五脏六腑，当把心阳一温，太阳出来一照射，冰雪融化就需要一个出口放水。人体就三个出口，一个是毛孔，还有两个就是前后阴。我问有没有腹痛和不舒服，患者说都没有。如果没有那就泻一泻吧，吃完几天药就出院回家了，好了。西医要输液的，用凉水常温夏天也就 20 多℃，我们的体温体表 36.5℃，小肠温度 38.5℃，全靠我们的真阳把这些凉水加热到这个温度，我们心阳又不足，无法加热，越输液水气越弥漫，天阴得越厉害，我们振奋一下心阳，水饮就排出去了。这个患者的反应就是瞑眩反应，其实患者出现瞑眩反应，一般预后都会非常好。特别重的病，如果出现瞑眩反应，很快就迎刃而解，就是我们说的病机。枪有枪机，一扣就发射，治病也要找到机关，虽然真的很难，但是只要找到这个机关，动了机关，气一转身体机能就恢复了。所以难就难在把握病机上，我们要想尽各种办法来抓病机。

治疗神志病，医者必先自修

以上我们把失眠的病因、病机、证型、诊治都串讲了一遍，我们所用的知识，都来源于经典，回归于临床，应用到临床。失眠属于神志病，作为医者首先要自修，自修包括很多方面，这里我重点强调在接诊过程中，要树立医者的形象。

中医四诊包括望闻问切，我们作为医生一定要凝神静气，不要有不良的姿态，让患者看见自己摇头晃脑，给人一种不安稳的感觉。我在"小学之道"的讲座上讲过礼仪，我们站要有站相，坐要有坐相，表情要稳重，不要浮躁，不管做什么、到哪里都要给人一种落落大方，很有修养的感觉。我们是医生，不要做一些破场的事情，不要让别人感觉自己没有素质，要树立医者的形象。古代的医生特别讲究修养的，也讲究人文素质。

"望而知之者谓之为神，闻而知之者谓之为圣，问而知之者谓之为工，切而知之者谓之为巧。"四诊都不错，就看医者擅长哪种，望诊最简单也最客观，切诊需要功夫需要慢慢培养，需要感觉。

赠　语

顾仪卿在《医中一得》中说："凡读古人书，应先胸有识见，引伸触类，融会贯通，当悟乎书之外，勿泥乎书之中，方为善读书人。"

学习中医的人有个特点，尤其是勤看书的人，昨天晚上看什么书，今天什么患者就来，这就是感召力，学了什么就会来，所以我们要修身，开智慧。痰热郁结的失眠，用芩连温胆汤。我们临床见到患单一病的患者很少，一般病情都很复杂，经过很多医生反复失治误治，到我们手里就是一个复杂的症状了，我们要把复杂变得简单，这就需要智慧。我们搞临床的，学东西要务实，用东西也要务实，不要弄得那么复杂，一上来就讲五运六气、四时八节，很多都和处方根本没关系。

书是死的，人是活的，活人读死书能把人读死，我们一定要把书读活用活，把很厚的书攫取的知识印证于临床，解决广大患者的病痛，这是我们学习的最终目的。我们要培养中医家，而不是中医生，医生太好做了，穿上白大衣，患者就管你叫医生，我们更多的是要培养具有中医思维的中医家，就达到了写这本书的目的。

第四章

心绞痛、心律失常

有些症状要警惕，可能是心脏的问题

心绞痛、心律失常这两个都是西医的病名，我们中医的病名在这个病就大体的归于心悸和胸痹的范围。心血管病是人类的第二大杀手，临床常见多发，所以我们选择这个病种来展开讲一下。

临床上我们要注意，很多患者心脏有病但不是专门来看心脏的，尤其是在基层经常会遇到这样的情况。有的患者来看嗓子，说咽喉不舒服、发堵，我们要警惕其心脏有问题。还有的人是来看左臂、左肩膀、左肩胛痛，最典型的是左手痛，这实际上是心绞痛的放射。还有的患者是来看胃病的，但最终诊断是心肌梗死。我们在临床上一定要注意，很多患者表述的症状，不见得是其真实的病情和真实的病因。

从脏腑别通关系，谈心系病的预防

图 4-1 是脏腑别通关系图。心与胆是相通的，如果一个患者患有心脏病的同时又患有胆系统的疾病，这个病就很难治疗，说明相连属的两个脏腑都出了问题。我们上一章谈到了"子午觉"的必要性，子时胆经当令，午时心经当令，睡子午觉对于养心神有至关重要的作用。

心包与胃是相连的，所以为什么说吃得过凉就会伤心，因为人体的胃消耗的是君火，它消耗的不是相火。我们吃的食物是天地之精华，是要保我们的命的，是我们赖以生存的，胃消耗的是君火。如果胃过食寒凉，就容易导致心脏也寒冷，一寒冷心血管就收缩，心梗就爆发了。

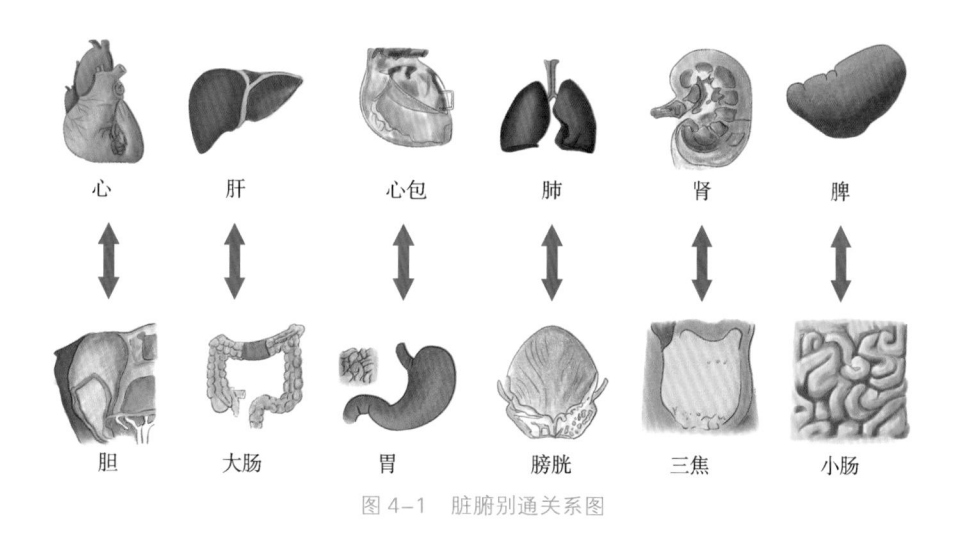

心　　　肝　　　心包　　　肺　　　肾　　　脾

胆　　大肠　　胃　　膀胱　　三焦　　小肠

图4-1　脏腑别通关系图

　　心梗的爆发时间一个是冬季，一个是夏季。夏季犯心梗的基本都是由于过食寒凉，比如冷饮、冰淇淋、冰镇啤酒等导致的这个疾病。很多人尤其是中老年男性有晨练的习惯，但到了冬季就经常出现不锻炼人没事，谁锻炼就死了这种情况，为什么？因为本身心脏就不好，又过早地跑出去锻炼，胃里吸进了冷气，伤了心包，导致心脏病。

　　胃吃得过饱会伤脑，吃得过凉会伤心。现在很多老年人平时都是自己生活，虽然可能吃得不太好但都比较规律。近几年流行过生日做寿，很多老年人就是因为过一个生日把命都搭上了或者搭了半条命。本来自己平时就喝一碗粥，过生日的时候儿女都回来了，这个让吃口菜那个让吃口肉，一来二去就吃多了。老年人的胃蠕动是缓慢的，消化不了，气血就往上顶，顶到头部就容易出现脑血管疾病。在临床我们见了很多起这样的事件，老人过个生日第二天就躺下了，一查是脑出血，很快人就没了。

另外从解剖学来讲，我们从胃镜看胃里面的沟回和我们大脑的沟回高度相似。中医认为脾主意，我们很多的记忆和思想是归脾胃管的，我们的肠也有记忆，近几年西医学也承认了胃肠有一部分记忆功能。

肝与大肠相通大家都知道，从西医解剖学角度也能认知，有一个肝肠循环。

肺和膀胱相连通，比较好理解。我们感冒了首先伤到足太阳膀胱经，紧接着一个症状很快就会咳嗽，因为两条经是相连通的，太阴肺经在里面，但跟膀胱经有通道，照常进去，所以人很快会咳嗽。

肾与三焦相连属，三焦是个大网膜系统，这个系统是无处不在的，肾一方面主纳气，另一方面主水。三焦是水和气的通道，它们之间也有相连属的关系。

脾和小肠是相通的，饮入于胃，游溢精气，上归于脾，脾气散精，上归于肺。

有个脏腑别通的口诀：

心与胆通肝大肠，

心包通胃肺膀胱，

肾通三焦脾小肠，

六脏六腑相别通，

气机流布细推详。

《五脏穿凿论》（始载于明朝著名医家李梴的《医学入门·脏腑》）曰：

心与胆相通，（心病怔忡，宜温胆为主；胆病战栗癫狂，宜补心为主）

肝与大肠相通，（肝病宜疏通大肠，大肠病宜平肝经为主）

脾与小肠相通，（脾病宜泻小肠火，小肠病宜润脾土为主）

肺与膀胱相通，（肺病宜清利膀胱水，后用分利清浊；膀胱病宜清肺气为主，兼用吐法）

肾与三焦相通，（肾病宜调和三焦，三焦病宜补肾为主）

肾与命门相通，（左肾右命门，津液胃虚，宜大补右肾）

此合一之妙也。

从脏腑别通关系图中，我们可以看到心与胆、胃的关系非常密切，也得到了日常的生活里的心系病预防的启发。接下来，我们要从一气周流的角度，把五大藏象气血运行的规律说清楚，再来看哪些环节出问题，会影响到心。

五大藏象气血运行图

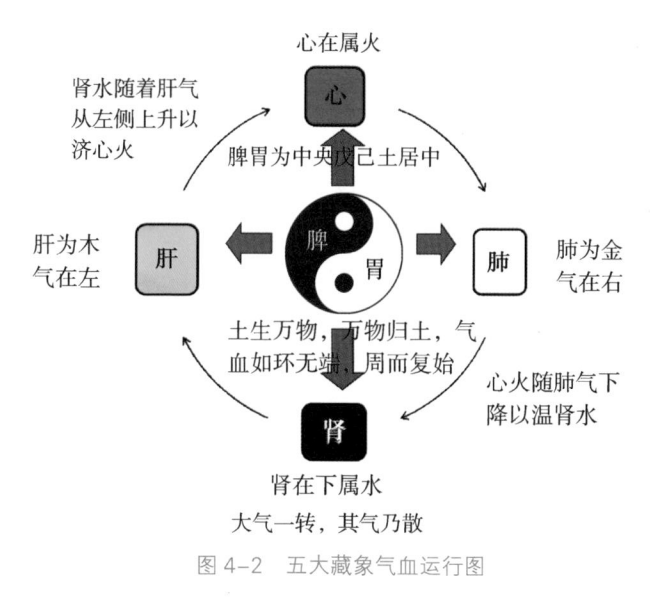

图 4-2　五大藏象气血运行图

图 4-2 是五大藏象气血运行图，如《金匮要略·水气病脉证并治》第 30 条曰："大气一转，其气乃散。"

心属火，在上，红色标注；肺属金，在右，白色标注；肾属水，在下，黑色标注；肝属木在右，绿色标注。肝为青龙之脏，肺为白虎之脏，心为朱雀之脏，肾为玄武之脏，中间的脾胃为气机之枢。《说文解字》里讲枢是转动的门轴，我们把这个图想象成一个车轮，脾胃在中间就是车轮的轴。我们假设把这个图考虑成四季，肝为春，心为夏，肺为秋，肾为东，脾胃在中间。春生、夏长、秋收、东藏，脾胃旺于四季之末，每季最后 18 天，都是脾胃管。脏腑里管气的，最主要的有三个器官，肺主气，胃行气，大肠是降气，阳明主通降。医生一定要理清它们之间的关系。

人体气机有两个周天。一个是卯酉周天，脾胃在中间是中央戊己土，脾胃为轴，以肝心肺肾为四季，相当于人体自转，传统处方和经方里用的都是自转系统。另一个是子午周天，人体气机前后这么转，相当于人体的公转。子午周天是一个单独的体系，小小方就运用的这个原理，用二三十味药，剂量很小，效果也非常不错。有兴趣的同学可以单独学习一下。

我们要把这张图时刻印在脑子里，我们就能知道我们五脏之间的关系，人体气血运行的方向。包括失眠那章里讲的，为什么用龙骨、牡蛎？龙骨是青龙，入肝脏的。牡蛎为水畜，入肺的，金能生水直接入肾。为什么大黄黄连泻心汤有两个？在《伤寒论》里大黄黄连泻心汤是两味药，水泡服。在《金匮要略》里泻心汤是三味药，多了一味黄芩，我倾向于两味药的，因为地二生火，天七成之。两味药的可能性更大一些，仲景也说"余素尚方术"，他懂得这些术数。

由小到大的视角，看心系病病机

1. 心之本脏　我们既然探讨的是心系疾病，最直接的原因就是心本脏出了问题。心属火，就有两种可能，一种是火过旺的热证，一种是火不足的寒证。

2. 五大藏象气血运行　心与其他脏腑协调工作，才能形成"大气周流"的气化常态。对于气机运行来说，也有两种可能，一种是气不足的气虚证，一种是气机不畅的气闭证。另外，如果其他脏腑出现问题影响到了气机，比如肺部压力过大、肠腑不通等，也会影响到心，我们在病案中会讲到。

3. 气–血–水–神模型　上面提到的"气闭证"，心主血和脉，脉是脉管，如果脉管闭塞，气闭脉管闭，血液就通不过去。医院的治疗手段一般都是活血化瘀，口服一些抗凝药和中成药，输注丹红注射液、丹参注射液、川芎嗪等。我们中医治疗这种心梗，其实是很少用到活血化瘀药的。我们曾经做过临床观察和后续的3个月跟踪随访，用活血祛瘀药的基本没什么效。心绞痛真正按中医思维来说它主要不是瘀血造成的，虽然有瘀血类型的，但是特别特别少。临床上瘀血型的心脏病我 30 年也就见过 3 例。如果你还认为是瘀血，认为是冠状动脉有瘀血了，堵了 70% 了，就得安支架了，那就还是西医思维。包括以后会讲的中风，如果按瘀血的治疗思路疗效非常差。另外一种是水饮凌心，通过五大藏象气血图可以看到，心属火在上，肾属水在下，脾土在中间相当于一个大坝，如火气不旺，水气过旺，脾土还不坚固，水气就会向上泛，就叫水饮凌心。

心系病分型辨治要点

1. 寒证

症状：胸痛（寒主收引，我临床观察体会到，大部分人感受风寒，首先出现的症状是突然乏力，然后才会出现怕冷、发烧、身体痛。治疗这种乏力最好的方法不是补气而是散寒，用麻黄汤一散，人就会感觉轻松有劲儿了。西医可能会说麻黄有兴奋作用，但我们不是用的兴奋作用，我们是散寒，寒主收引，人就会觉得无力），心悸心慌，伴见怕冷畏寒，手足冰冷，喜热饮，大便偏稀或正常，小便清，睡不实，舌淡暗或舌质隐青，脉沉迟。

我们临床上看到的典型症状往往不多，如果患者都像教科书上写的那样生病，那学生们毕业就都会临床了。"善诊者，查色按脉先别阴阳。"我敢肯定地说在临床上有些时候我们连阴阳、寒热就真都辨不清。

处方 1：回阳饮。

| 干姜 30g | 炮附子 30g | 肉桂 20g | 炙甘草 30g |
| 人参 30g | 当归 20g | 熟地黄 30g | |

处方 2：桂枝甘草汤。

| 桂枝 45g | 炙甘草 30g |

2. 热证

症状：心慌心悸（有热的话疼痛就少，基本上都是不典型的心绞痛），西医检查可见心律失常，面色微黄，无怕冷，可见乏力甚（乏力严重，少火生气，壮火食气，心火大就会把气吃了，而且这种火吃起气来会很严重，所以这个乏力都是特别严重的），甚至极度虚弱，舌偏红，苔厚，脉数或者偏数。（这类患者往往西医治疗效果不好，降心率的所有西药用上都没什么效果，但恰恰是我们中医治疗的长处）

处方：大黄黄连泻心汤。

大黄 15g　　　　黄连 15g　　　　　（黄芩 15g）

3. 气虚

心主血脉，气能够行血，如果气虚推动无力，心脏也会产生疾病。

症状：心慌心悸，或者胸闷，气短乏力（不同于热型的乏力，一般气虚的乏力比较普通，是一般的乏力）；食少或者饮食乏味，胸痛少见，舌淡苔薄白，脉虚无力（前面的脉一定是实的，可以数也可以不数，但用力按脉一定是有力的，尤其是左关脉一定有力）。

处方：炙甘草汤。

人参 30g　　　　桂枝 45g　　　　生姜 30g　　　　麦冬 20g

生地黄 30g　　　阿胶 10g（烊化）　大枣 20g　　　　麻子仁 15g

这个经方非常符合当代人的审美，药味比较多，效果也非常好，但是剂量一定要开对了，尤其是桂枝的用量不能小，它是开通心脉的。生地黄30g量不小了，剂量再大就往下走了，生地黄量再用大了就必须加黄酒。生地黄的作用是开血痹，在这里既不凉血，也不补肾，它是除痹的作用。

4. 气闭

心主脉，脉管闭塞的疼痛就非常严重，属于中医胸痹范畴。

症状：心痛彻背，背痛彻心，可伴见心慌气短，大小便不畅（因为气闭，就会引起全身的气机都不通畅，如果患者说大便不畅，就按便秘治那就错了，一定要抓住气机闭塞的关键），舌淡暗，苔白，脉沉闭塞。

处方1：瓜蒌薤白白酒汤。

瓜蒌 30g   薤白 30g   黄酒 200mL

处方 2：枳实薤白桂枝汤。

枳实 60g   薤白 60g   桂枝 45g   厚朴 10g

瓜蒌 30g

酌加半夏 15g、人参 30g。兼气虚可加人参，但绝不可用党参代替，因为只有人参才能大补元气，元气才能推动作用。汉代的酒分为白酒、清酒、黄酒和醪糟，白酒的度数不是很高，也就十几度。所谓的白酒就是很清亮的那一层，没有什么颜色，不是现在 60 多度的白酒（蒸馏酒），所以我们还是选择黄酒来代替，黄酒就是 8 ~ 12 度。

5. 水饮凌心

这属于气 - 血 - 水 - 神模型里的水病，是心病伴见水饮症状。

症状：心悸眩晕，胸闷痞满，渴不欲饮，小便短少，或下肢浮肿，形寒肢冷，伴恶心，欲吐，流涎，舌淡胖，苔白滑，脉弦滑或沉细而滑。

辨证要点：心悸、短气、浮肿、肠鸣。

处方：真武汤（神效五苓散也有效，但没有真武汤效果好）。

茯苓 30g   白芍 30g   白术 20g   炮附子 30g

生姜 30g

白术不要选 30g，原方白术是二两，其他都是三两，所以白术如果用 30g 效果就不太好，胸闷会加重。药理上说白术健脾燥湿，实际上内证观察发现它更大的作用是增加腹腔的压力，所以很多人用大量的生白术治疗便秘很有效。白术还有一个作用是治疗月经过少，因为增加腹腔压力后，血也能顺畅地流出去。

6. 心阳不足

心动过缓常常都是这个证型，因为阳气不足（阳主动，阴主静），心脏动力失代偿，或者兼有寒痹（一般是阳虚寒证）而造成的。舌淡苔白，脉沉迟或结代（舌脉最好一致，如果不一致，我更倾向于以脉为准。有的专家讲脉诊不科学、不客观，主观性太强，舌诊客观，其实不是这样的）。

处方：补中益气汤合麻黄附子细辛汤。

麻黄 15g	炮附子 15g	辽细辛 15g	人参 10g
炒白术 12g	当归 10g	陈皮 6g	黄芪 15g
升麻 6g	柴胡 6g	炙甘草 6g	

麻黄附子细辛汤开三阴经之寒，补中益气汤从中间把中气往上一提，心脏也不寒了，气就够了，心脏的搏动又能恢复到正常。

病案实战

病例 1　标准的阳气虚型脑梗合并心梗

高某，男，60 岁。2004 年 3 月 2 日来诊。

这位患者是我门诊的邻居，我和患者儿子每天一起出去锻炼，我知道他父亲有病，但是他也没有说让我看看，只是带着他父亲找全市的中医、西医轮着看，也不见好。

患者因为"心口疼"在多家医院检查，未查出原因（不知道是因为当时仪器不先进还是医生水平问题，总查不出原因），怀疑胃病、肺气肿，在市医院予治胃病的药物（具体不详），效果不佳，转来我门诊试探性治疗。刻下症：患者面色隐青，走路用手捂住心口，一走一喘，胸闷憋气，喘粗食少，右侧肢体不利，大便偏稀，小便清，睡眠差（因为胸闷），舌质隐青，苔白厚，脉沉紧。

【中医诊断】胸痹——寒凝证。

【处方】附子散合回阳饮、四逆汤。

| 炮附子 30g | 干姜 30g | 炙甘草 45g | 人参 30g |
| 肉桂 20g | 当归 12g | 黄芪 60g | |

7 剂，水煎服

四逆汤中炙甘草的用量一定要大于干姜和附子的用量，才会有效，等量尚可，如果炙甘草量用小了只开 6g，就没什么效果。

【医嘱】高度怀疑脑血栓、心梗，建议做相关检查。

经过检查证实确有脑梗、心梗，患者家属心悦诚服。决定不去医院，在我门诊用中医治疗（也是因为患者经济不宽裕，那时农村还没医保和新农合）。

复诊：心口痛减轻，面色好转，右侧肢体活动不利加重（脑梗是进行性加重，它有一个活动期是7天。在7天活动期内，不要来了就治，要告知患者或其家属因为这个病没走到那个头，就往往还会往坏走），舌质隐青，苔白，脉沉细弱（这才是一个标准的阳气虚型脑梗合并心梗）。

【处方】四逆汤合补阳还五汤。

黄芪 120g	当归 10g	川芎 6g	桃仁 6g
红花 6g	赤芍 6g	地龙 6g	炮附子 15g
干姜 10g	炙甘草 15g		

此方加减调理2个月，心痛消失，右半身肢体活动如常。期间加针灸治疗，隔日一次。（针无补法，除非医者是练功的。我们针灸大部分是泻法，所以针灸不要扎得过多，也不要每日都扎，给患者最好是隔一两日再做针灸）

病例 2　壮火食气的严重乏力

曾某，男，43岁。2018年5月6日来诊。

患者（壮年，肤色黑，身体壮实）心慌，心悸，少气乏力（乏力非常严重），在某医院诊为心动过速、房颤，住院1个月，输液治疗药物不详，症状不缓解，经朋友介绍来我门诊。刻下症：心慌心悸，乏力甚，上一步台阶都吃力，饮食可，失眠，大便干，小便黄赤（问诊一定要问的，小便是辨寒热一个很关键的因素），舌质偏红，苔黄厚（为什么有黄厚苔？心和胃相通，这也是一个热证，本来热证舌苔是干的，舌苔厚主湿，腻是痰，滑是饮。这个湿是怎么来的？身体很热，不停往上浇凉水，湿热就裹挟在一起），脉滑数。

【中医诊断】心悸——心火亢盛。

【处方】大黄黄连泻心汤。

大黄 15g　　　　黄连 15g

7剂，水煎服

二诊：患者服药以后，心慌减轻，睡眠好，3 天后办理出院，较前有力，走路不再吃力，小便黄，舌红，苔白略厚。原方不变，再调理 1 周即正常上班。

很难说这个患者是个标准的心脏病。他是个工人，下了夜班不回家在外面吃夜宵，过食辛辣或者饮酒、烧烤之类的，导致湿热蕴结。如果是纯器质性的心脏病，治疗起来没有这么快的。

病例 3　要放 6 个支架的心梗，用中药治好了

崔某，男，60 岁。2012 年 2 月 16 日来诊。

患者胸闷胸痛，在北京某院确诊为心梗，要放 6 个支架或者搭桥，气短乏力，活动后加重，饮食可，大便调，脉沉弱。

当时家属考虑如果放支架费用很贵，并且口服氯吡格雷费用也很高，一个月要几千块钱，后来患者家属因为信任我，就把患者送到了我门诊治疗。

【中医诊断】胸痹——气虚型。

【处方】炙甘草汤合当归补血汤（脉沉弱）。

人参 30g	桂枝 45g	生姜 30g	麦冬 20g
生地黄 30g	阿胶 10g（烊化）	大枣 20g	麻子仁 15g
黄芪 60g	当归 12g		

15 剂，水煎服

当归补血汤的比例一定要黄芪十分，当归二分，5:1 的比例。其他的比例应用疗效就差。

二诊：胸闷心悸减轻，较前有力，精神状态好转，舌淡，苔薄白，脉沉弱。

按此方前后加减调理 3 个月停药，至今能够从事简单农活，身体状态很好，未放支架。

病例 4　这例主动脉夹层，没用到一味治心脏的药

大概 3 个月后，病例 3 患者的弟弟查出来主动脉夹层，病因就是主动脉瘤。主动脉夹层分为三层：浆膜层、基层、黏膜层。在基层长了个瘤，无论良性还是

恶性都向里生长,穿破了内膜,这时心脏一收缩血液就打到夹皮墙里去了,这个病就叫主动脉夹层。当时在当地县医院查出来,后去北京安贞医院就诊,安贞医院建议患者做主动脉弓置换,换一个人造血管。现在西医很发达,又进一步做了核磁检查,发现他的血管从主动脉弓已经劈到髂动脉,这么长的血管就置换不了了。这个病的主要症状是血压持续升高,直到把血管挤爆为止。西医用硝普钠持续静点降压,速度还不能太快,每分钟8滴,太快会把血压降没了,而且该药还要避光,非常麻烦。

有一天下午,他家很多亲属去找我,我说这个病太凶险了,门诊又很忙,我真治不了。患者家属说我们就相信你,务必要去一趟。他们一直等到我下班,开车带我去患者住的当地县医院。我要求看一下患者病历,主治医生说这个患者没得治,需要换的血管太长,只能等死。我说既然患者家属已经请我过来了,看看能不能用中医办法试一下。咱们给患者一次机会,主治医生您再下一次病危通知,虽然他之前已经下了7次病危通知,但是也不差这第8次。我让家属当场表个态,问他们有没有"死马当活马医"的心态。家属说放心吧,既然请您过来,就算喝完药死了,我们就直接埋了,反正棺材、寿衣都早就准备好了。于是我就去病房去看患者了。

患者面色如垢,就像多少天没洗脸那么脏,腹大如鼓,一张嘴伸舌,嘴里的味道臭得不得了,舌苔干得像锅巴一样。问患者大便情况,患者说半个月都没有大便了,吃东西也少,可能就没有大便。但是这些话旁人听听可以,但我们作为专业的中医人不能这么认为。无论患者吃东西与否,大便每天都必须有。从病房出来之后,我说这个病需要用到大黄最少60g,石膏最少120g。最后我用了宣白承气汤一半的剂量,开完之后急煎,2～3小时喝一次。病房主任签了字,药房紧急煎药给患者服用。之后我就跟病房主任去讨论这个患者的情况了,我让家属在患者腹泻时给我打电话,我们一直讨论到很晚,大约过了6个小时患者就腹泻了。

我们讨论期间病房主任问我,我看了你的方子,怎么一味治疗心脏病的药都没有呢?我说我也没看到患者心脏有问题啊,这个病是"痞满燥实坚",无疑是大承气汤主之。因为长期卧床,肺部压力又高,又加上了白虎汤,合成宣白承气汤。心脏外面是肺，肺的压力高就会压迫心脏。

所以说这个方子开下去，6个小时后患者在医院的排便盆里泻了半盆多，特别臭，房间都没法呆，患者精神好了，坐起来了要吃饭，吃了一碗饺子、一碗粥。第二天早晨看患者挺精神，第三天患者就出院了。出院后来我门诊看，我开的下瘀血汤，因为患者还有点小便不利，合上了五苓散。又过了11天，患者又请我去家里，老头儿挺高兴我救了他一命，一是感谢我，二是讨论硝普钠怎么办，需不需要停用。我把脉看他的情况挺平稳，看不到什么凶险的迹象，但是突然停用药劲这么大的硝普钠，我心里也没谱，决定第二天再说，先在当地住了一晚。第二天早上5点多钟，家属跑来找我说可不得了了，患者昨天晚上睡觉把那个输液管蹬掉了（硝普钠是在患者脚上扎的），自己都不知道。我问患者怎么样，家属说没什么表现，该吃吃该喝喝，能走能跳的。我说这也许是天意吧，既然掉了就别再扎上了。后来随访这个患者，看他片子结果是无疤痕愈合。瘀血进入一个地方，24小时以后肉芽组织生长，这个名词叫机化，就形成纤维结缔组织，愈合之后应该是有疤痕的，但是奇迹般的没有疤痕。我还有1例患者也是这样无疤痕愈合。

病例5　通阳快还是温阳快？

史某，女，64岁。2005年5月16日来诊。

患者心慌，心悸，气短，乏力，身痛，大便数日未行，食欲差，经多家医院诊断为心衰、心动过速、房颤，中西药物治疗无效，家里已经预备后事。经人介绍来诊，是家属用轮椅推来的，舌淡，苔薄白，脉沉实。

【中医诊断】心悸——腑气不通，心脉痹阻。

【处方】厚朴七物汤。

厚朴 60g	枳实 30g	桂枝 30g	炙甘草 15g
大黄 30g	芒硝 20g（后下）	生姜 10g	大枣 10g
槟榔 30g			

3剂，水煎服

我们分析一下这个病例，心慌、心悸是心系疾病的表现；气短乏力说明是虚证；身痛是有表证；大便数日未行说明腑气不通，又有实证。我们按病机辨证应该是虚实夹杂还兼有表证，这么多家医院治疗都没有效果，我们就要重归原始，考虑一下人体脏腑之间的关系。

我们讲五脏气血运行图的时候说过，与气机运行最密切的脏腑，肺主气，胃行气，大肠是降气，阳明主通降。肺主气，所以这个心脏受到的压力不是来源于心脏本身，这类患者的心脏问题来源于肺部的压力过大，肺主气功能不行，心包在肺里被压着，我们就不能再去治心，再走前医走过的道路。那我们怎么办？有两种办法，一种补气通腑，新加黄龙汤这个思路，再解解表；但思来想去我觉得不如来一个快一点的——通腑降气。

心系疾病很多是因为腑气不通，所以治疗思路就是先直接通大肠，包括我们治疗主动脉夹层，也是采取的通腑降气的办法。所以这个患者我决定先通腑，先用 3 剂看看效果，厚朴七物汤加槟榔，厚朴 60g 的作用就是降气而不是通气。

二诊：患者大便通，神清气爽，气短乏力明显缓解，已经可以步行 1 公里来门诊复诊。

【处方】

人参 10g	白术 10g	当归 10g	陈皮 6g
黄芪 15g	升麻 6g	柴胡 6g	炙甘草 6g

7 剂，水煎服

二诊我们就开始补了，补一点点中气，六腑已经通畅，再通就成泻了，善后法用补中益气法了。

善后 1 个月，随访一直很好。

厚朴七物汤照顾到了表证，患者有身疼就用桂枝通阳，桂枝、甘草、生姜、大枣，半个桂枝汤在里面，身痛的问题就已经解决了，如果一张方子开好了，我们什么都能照顾到。

什么是补？什么是泻？我在临床上一直在思考这个问题，难道只有人参、黄芪、鹿茸才是补吗？我们看上面两个案例，六腑以通降为用，我们把腑气一通也是补啊。还有现在温阳派盛行，动不动就温阳，但通阳绝对比温阳效果要快，大家以后临床可以试验一下。

病例 6　心里就像一股暖流吹了进去

患者 7 月 15 日晨起锻练后突然胸痛、胸闷，紧急打车去承德市医院，检查为心梗，医院强烈要求收住院，放心脏支架。患者家属打电话给我，想出院中医治疗，患者签字后果断出院，刻下症：胸闷、胸痛，肩背牵涉痛，脸色偏青，唇暗，手冷，舌淡暗，脉沉细紧。

【中医诊断】胸痹——气闭型。

【处方】枳实薤白桂枝汤合瓜蒌薤白白酒汤。

| 枳实 60g | 薤白 60g | 桂枝 45g | 厚朴 10g |
| 瓜蒌 30g | 半夏 15g | 人参 30g | 黄酒 200mL |

3 剂，水煎服

这个疾病发作病因很明显，就是患者晨练吸入冷气，导致冠脉收缩，血脉寒凝痹阻。

患者吃完此方 1 剂心里就舒服多了，心里就像一股暖流吹了进去，瞬间症状消失。

二诊：效不更方，原方继续服用 7 剂。

三诊：胸闷胸痛未再出现，饮食二便均正常，口唇红润，舌淡红，苔薄白，脉和缓略虚。阳气已通，气血不足。

【处方】回阳饮加当归补血汤加厚朴。

| 附子 30g | 干姜 30g | 炙甘草 45g | 桂枝 45g |
| 人参 30g | 厚朴 10g | 黄芪 60g | 当归 12g |

加厚朴 10g 是因为要是通阳，只有用到 20g、30g 甚至 60g 才是降胃气，比如厚朴七物汤里厚朴是 60g，那才是降胃气的。只用 10g 是通阳的，也可以用 6g。小则通，大则补，用小量的通一下中阳。张锡纯治疗膝盖痛的振中汤里的厚朴就是 6g，脾主四肢肌肉，这个思路就特别好，非得用小剂量才能通。用大了

就成了泻了。

善后调理 1 个月，至今健康，每天都在广场跳舞。

病例 7　温中阳以振心阳，原理是什么？

张某，女，65 岁。

心率约 40 次/分（心动过缓），自己感觉心慌，心里没劲，不能劳累，气短，常拔气（想长吸气但吸不充分，是气陷的辨证依据之一），多方中西医治疗效果未改善。舌淡，苔薄白，脉沉迟结代。

【中医诊断】心悸——中气不足，阳气不振。

【处方】麻黄附子细辛汤合补中益气汤。

麻黄 10g	炮附子 15g	辽细辛 15g	人参 10g
炒白术 12g	当归 10g	陈皮 6g	黄芪 15g
升麻 6g	柴胡 6g	炙甘草 10g	

选用麻附辛振奋三阳经，用补中益气汤提一下中气，症状很快就缓解了。遇到这样的病例我们都可以用来尝试一下。

二诊：心率升至 55 次/分左右，乏力心悸均减轻。原方加干姜继续服用。干姜是温中阳的，心脏属火属阳，心包和胃又相连通，只要把中阳一温，心阳就够了，心率就上来了。

三诊：心率已经 60 次/分左右，体力明显改善，已能够干一点简单家务。

【处方】补中益气汤合干姜附子汤。

人参 30g	炒白术 12g	当归 10g	陈皮 6g
黄芪 15g	升麻 6g	柴胡 6g	炙甘草 30g
干姜 20g	炮附子 15g		

病例 8　虚实错杂，清上温下

于某，女，44 岁。2018 年 12 月 26 日来诊。

患者心悸、贫血 10 余年，间断服用四物汤、八珍汤等，有改善但总不好。

脱发，白发多；活动后心悸、胸口发紧、气短；失眠，多梦；眼干，皮肤干；身上肌肉瞤动；冬天指尖褶皱；胃酸，胃胀；便秘，大便干燥；月经期长（12天），月经期严重头痛。面白，舌淡，苔薄，脉细弱。

【中医诊断】心悸——心火亢盛，化源不足。

【治法】清上温下。

【处方】

生大黄 15g	黄连 15g	黄芩 15g	生地黄 30g
生山茱萸 15g	生山药 30g	茯苓 10g	泽泻 10g
牡丹皮 10g	菟丝子 30g	桑寄生 30g	

14 剂，水煎服

我们看脉象没有显示热象，原因就是这个患者是真的虚。从舌上看不出热象，但是看症状，失眠、多梦、眼干，很可能是热象。但是胃酸、便秘、大便干燥。如果单纯的大便干燥不一定是热，但是有胃酸，指定是热。所以判断心火亢盛、化源不足。前面的医生把四物汤、八珍汤补气补血的药开了很多，但是为什么没效？再走前人的老路也很难取效，不如清上温下。用泻心汤清上面的热，用六味地黄汤加菟丝子、桑寄生温补下元。这么转换思路来治疗。

二诊：心悸减轻 70%，服药后 8 年的肌肉瞤动消除了，无反酸，大便干燥好转，小便黄，脱发减轻，多梦减少。舌淡苔白，脉沉细弱。效不更方。

三诊：活动后心悸，腿沉；心揪着的感觉消除了，偶有肌肉瞤动（肉眼可见），无反酸。大便不干燥，每日 2 ~ 3 次；小便不黄。失眠减轻，多梦减少。感冒后胁下痛；经期头痛减轻。舌淡红，苔薄白，脉沉。

【处方】

茯苓 30g	生白芍 30g	生白术 20g	炮附片 30g（先煎久煎）
柴胡 20g	黄芩 10g	红参 10g（另煎兑服）	炙甘草 10g
姜半夏 15g	生姜 30g	大枣 10g	

21 剂，水煎服

因为热已经消除，也不能总清热，所以用真武汤合小柴胡汤，来调理一下气机和气化。

病例 9 真武汤用小量很难取效

金某，女，62 岁。2018 年 11 月 14 日来诊。

患者心悸 6 个月，伴双下肢水肿。以前心动过缓，偶有心前区不适。今年因为腰不适，推拿拍打腰后出现心悸，2018 年 6 月查出房颤。刻下症：心悸（心率 120 次 / 分），心前区不适；气短；近来双腿水肿；胃痛，胃胀，纳差；彻夜不眠，现服安定；恶寒；大便不畅，小便量少，小便时黄。舌淡，苔水润，脉沉紧。

患者服用抗凝药物，上月出现肝出血症状。西医检查：双房增大；心功能不全。

【西医诊断】房颤、心衰。

【中医诊断】心悸——水饮凌心。

【处方】真武汤。

茯苓 45g　　　　　生白芍 45g　　　　生白术 30g　　　　黑顺片 30g
生姜 45g

15 剂，水煎服

看这个病例，患者双下肢水肿，按气 - 血 - 水 - 神辨证属于水的问题，首选真武汤，里面白术 30g，茯苓、白芍各 45g。为什么用这么大的剂量？因为已经到心衰的地步了，量小了肯定不管用，而且温的是玄武之阳，用小量真武汤很难取效，小量的在上面飘着，大量的才在下面。

二诊：服药后心率从 120 次 / 分降到 90 次 / 分，双下肢水肿消除，胃痛胃胀消除，偶有胃中灼热感，食欲改善，睡眠改善为每晚可睡 3 小时。舌淡，苔水润，脉结代，面黄。

【处方】真武汤。

茯苓 45g　　　　　赤芍 45g　　　　　生白术 30g
炮附片 30g（先煎久煎）　　　　　生姜 45g

15 剂，水煎服

用真武汤共五味药，用的五之数，五是土之数，土在中焦，肾在下焦。肾是主水的，为什么用五之数？脾是什么？脾是土，是大坝，它是拦住水的，所以治下用五之数，古人的处方非常有讲究，《伤寒论》里的数字都特别符合术数，也不愧仲景说"余素尚方术"。

三诊：近日因搬家劳累，心率100次/分，双下肢水肿轻度；下午腹胀，胃烧热感减轻；食欲改善；睡眠改善，可睡5～6小时，中途有醒。面黄改善，面有光泽。舌淡水润，脉沉细结代。

【处方】真武汤合防己黄芪汤加首乌藤。

| 茯苓 30g | 生白芍 30g | 生白术 30g | 炮附片 30g（先煎久煎） |
| 生姜 30g | 生黄芪 30g | 防己 15g | 首乌藤 15g |

15 剂，水煎服

为什么病轻了药反而多了呢？药越少，力量越专；药越多，力量越散但均衡。所以病轻了加上了防己黄芪汤和首乌藤。首乌藤有两个作用，第一是能够交通阴阳，改善睡眠；第二是能够增加回心血量，减轻水肿。在这里取得这两个作用，其实1g就可以了。首乌藤又叫夜交藤，有相当一部分患者需要用到小小方的治疗，都是零点几克，比如治疗失眠，开阖孔的时候，可以桂枝0.1g，连翘0.2g，早晨服。桂枝0.1g，白芍0.2g，晚上吃。这样用药治疗失眠效果也很好。桂枝在小小方里是开孔的，连翘是往出透的，早晨把心经的浮热透出去。透药有三种：薄荷、麻黄、连翘，都是往出透的。开孔的是桂枝，闭孔的就是黄芪，白芍是往内补充阴血能量的，所以晚上用桂枝开孔，加点白芍补充能量，睡眠也很容易改善。

四诊：腹胀减轻，食欲改善，水肿消失但停药后有反复。睡眠改善可睡5～6小时，中途有醒。舌淡，脉沉。延用上方15剂。

五诊：患者体力改善，每天能走7000步，心悸减，睡眠好，食欲好。舌淡红，苔薄白，脉弦。继续调理2个月以善后。

【处方1】真武汤合防己黄芪汤加首乌藤。

| 茯苓 30g | 生白芍 30g | 生白术 30g | 炮附片 30g（先煎久煎） |
| 生姜 30g | 生黄芪 30g | 防己 15g | 首乌藤 15g |

30 剂，水煎服

【处方 2】参苓白术散。

党参 20g	茯苓 15g	生白术 10g	生白扁豆 10g
陈皮 10g	莲子肉 15g	生山药 15g	砂仁 6g（后下）
炒薏苡仁 15g	桔梗 10g	炙甘草 6g	大枣 10g

30 剂，水煎服

一个用前面的处方，一个用后面的处方，参苓白术散善后法，可以交替用，也可以先服前方再服下面的方子。

病例 10 选药也在微妙之间

宋某，男，62 岁。2019 年 1 月 9 日来诊。

患者心悸，胸闷。反复感冒，常用阿莫西林等抗生素；大便多而不尽，排大便同时出小便也出；口干，口苦，舌黏，拉不动舌头；脾气急，烦躁；活动受限，爬楼不行，走一段就不行，劳力性心绞痛；失眠。小便闭，夜尿 5～9 次，每次尿不多，小便黄。舌红，苔黏腻垢黄。

【西医诊断】2 型糖尿病，糖尿病周围神经病变；胃炎；心脏肥大，心脏功能不全；高血压 3 级；陈旧性脑梗死。

【中医诊断】胸痹——少阳枢机不利，心火亢盛。

【处方】

柴胡 20g	黄芩 15g	桂枝 15g	干姜 6g
天花粉 15g	怀牛膝 15g	炙甘草 10g	生大黄 15g（后下）
黄连 15g	生石膏 30g（先煎）	知母 15g	粳米 15g
白茅根 15g			

15 剂，水煎服

【医嘱】建议停胰岛素，辟谷。如果口干含梨片，或用舌抵住上颚。

舌抵上腭后很快嘴里就会湿润了，如果到沙漠或者干旱的地方，别人口渴渴死了，如果我们会这个方法，就能生金津和玉液，比别人多活几天的可能性就大很多。

用柴胡桂枝干姜汤合泻心汤、白虎汤加了一个白茅根，因为小便不利，有热又有小便不利，这时候最好不用茯苓、泽泻之类渗利的，如果要用剂量一定要小，否则越利他小便越排不出来，就尿不出来了。这种情况需要选用滋阴利水的，还要偏凉性的，可以选用白茅根、芦根之类的，既能利又能通，还能滋阴凉血，效果就好了。选药也在微妙之间。

二诊：患者心悸、胸闷有所减轻，大便较前通畅，情绪较前好转，精力和体力有所改善，能行走一段距离。舌红，苔厚，脉沉弦。

【处方】小柴胡汤合五皮饮。

柴胡 20g	姜半夏 15g	黄芩 10g	红参 10g
炙甘草 6g	生姜 10g	大枣 10g	茯苓皮 30g
生白术 10g	陈皮 20g	桑白皮 20g	大腹皮 15g

15 剂，水煎服

因为这诊患者小便情况都好转了，所以反而换了五皮饮，消除水肿，因为患者水肿很严重，用的小柴胡合五皮饮。

患者继续综合治疗半个月后，体力恢复如常人，能够走 2 公里多。但是患者不太听话，我要求患者辟谷配合我的药物，我要给他根治糖尿病，答应得很好但是配合不太好。

病例 11　房颤合并 20 多种病

这个患者是我在东直门医院进修时，分管过的一个患者。老太太房颤为主，西医检查结果查出来 20 种病，眩晕症、梅尼埃病、心脏病、腹泻等。这个患者是我收入住院的，医院给下了一个病危通知，科主任觉得这个患者病这么重我还敢收，就说了我一顿，接了之后该怎么办？当时我觉得没什么大问题，但后来患者住院几天后越来越重，都起不来床了。我看既然是我接的患者，就我来解决这个问题吧，我跟科主任建议换用中药治疗。我把脉一看，患者就是"水饮入头则眩，水饮凌心则悸，水饮入肺则咳，水饮入胃则呕，水走肠间沥沥有声，水饮入肠则泻"，于是就开了神效五苓散。老太太吃完药第二天就下床了，吃完 3 剂就说不在这儿住了，因为她不爱看心电监护仪的显示器屏幕，就要求回家，出院了。

病例 12　肾功能差能不能用神效五苓散？

也是在进修时，有一次和老师一起值班，我聊到上面讲的这个患者了，这位老师说我们科也有这样一个患者，18 种病，病危通知下了七八次了，家属也不走，让你去看看。患者是位老太太，身子底下垫的尿不湿往外流尿屎汤的，上面输着液下面尿流着。这种情况，就算"闭着眼"也能开出来神效五苓散。又过了 1 周，我问说那个患者吃药了没有，管床大夫说没有，我们主任说不能吃，西医检查肾功能不行是不敢利尿的。又等了几天还不好，我劝他赶快给患者用上，医生下定决心把中药用上，老太太就也好了。

这一章我们分享的好几个案例，都属于西医的不治之症。我们中医人审查病机一定要详细，我们治病就像打渔一样，渔网中间的那个眼叫"目"，渔网有一个总绳叫"纲"，毛泽东主席有句话叫"纲举目张"，我们纲一收整个渔网都在动，这就是我们治病要抓住的提纲挈领。

赠　语

要在临病之时，存神内想，息气内观，心不妄视，着意精察，方能通神明，探幽微，断死决生，千无一误。

——华佗《中藏经·察声色形证决死法》

有个先天性心脏病的病人，是我 25 岁时在农村老家接诊的。有个前院的乡亲的女儿生了一个小孩，这孩子从刚出生就开始频繁地住院，诊断是呼吸道感染。小孩咳也咳不上来，就那么低声地咳嗽、吐沫，连续看了 1 个多月的病也不见好，就去找我看看。农村的房子是大门进去东西各一间房，窗户上面是纸的，底下是玻璃的，我路过窗户的时候眼光一扫，看到孩子嘴唇的颜色，听到孩子呼吸的声音、哭声也是不正常的。我说我就不进去了，这个孩子是先天性心脏病，我就算进去了也治不了。这个孩子口唇紫绀，口唇漾沫，干哭无泪（无泪是真脏病的表现）。我让家属再把孩子送到医院，提醒医生检查是否有先天性心脏病。然后一检查，果然是有房间隔缺损。所以临床上面对这些病，是一定要学会中医的望诊和闻诊的。

还有一位老爷子，家里经济实力不错，他们家人有病都是把医生请到家里去看。这次请了 7 位医生，各大医院的都有，但不可能扛着 CT、核磁去，所有医生到那了都是剩一个听诊器，怎么查都查不出病，按肺气肿、肺心病下诊断的都有。我是最后一个去的，那年我 28 岁，最后一个找到我。让大伙会诊，大家都这儿查查那儿摸摸，我也假装摸摸脉，看了一下，听大专家说了挺多，就一起治了几天还没有效果。因为我一直没发言，后来别人说小宋大夫你发表一下意见，我说诸位前辈在这儿没我说话的地方，你们说我执行。大家说这么多天也没什么效果，坚持让我发表一下意见，那我就真说了：这个患者得的是广泛性前间壁心梗。大家都那么看着我，说既然你看出来了，就你治吧，我们喝酒去了。留下我一个人看着患者，开了瓜蒌薤白白酒汤，原方原量，剂量很大。患者喝完药，呼一下地就坐起来说："可痛快多了！"他原来的症状是冬天本来屋里很冷，但是不盖被子，把棉袄解开不停挠胸口，说热（这其实就是燥烦，不是"烦躁"，燥烦是阳虚，烦躁是阳盛，燥在前，烦在后，这种情况一般都是冠脉梗阻之后有坏死的情况）。患者当天就能安稳睡觉了，治疗几天这个患者就好了。有一个主任后来是当地医院的院长说，我们那么多人，在你三根手指头面前显得那么苍白无力。

　　我们中医的确还是有优势的，只要吃饱喝足了，我们带上三根手指，就能够行走天下。而反观现在很多医院的医生，离开设备和化验单就不会看病了。所以中医在设备上比不过，但在灵活应变上远远超过西医，我们也有长处，我们要把老祖宗的医学好好地传承下去。

第五章

高血压

高血压不能只看血压值

什么情况下的高血压需要重点关注？血压突然升高，而且出现剧烈头痛、眩晕、心悸、呕吐等症状的时候一定要重视，要及时介入，防止发生脑血管意外。高血压可以伴随头晕、头痛、颈项紧、疲劳、心悸等症状，但我临床所见到的大多数高血压患者是缺乏症状的，只有查体才发现血压高，没有别的症状，更有甚者血压很高反而没事。

有个 32 岁小伙子是开大货车的，体检血压 260/180mmHg，医院认为是高血压危象，紧急收住入院，口服降压药不管用，就静点硝普钠，血压降下来 10mmHg，但是患者头痛剧烈，起不了床。医生也很害怕，就停用降压药，给了些营养剂，血压就上升了，患者又晃晃悠悠起来了，说这个医院不能再住了，花了很多钱还差点起不了床了。出院来我门诊，他的脉象还是相对比较平和的，没有明显的疾病的征象。于是我就告诉他，这个血压就是适合你的血压，你没必要把自己的血压降到和别人一样，如果降到那么低，身体很可能会出问题。在他原本的血压状态下，工作、生活都没有问题。我给他开药调了一下身体别的问题，让他安心回家，定期监测血压，也留了联系方式后期随访。

如果及时治疗的前提把握不好的话，临床很多时候会变成过度焦虑和过度医疗，这个平衡不太好把握。我有些患者也是这样，有个老总是搞炼钢的，每天研究钢铁成分配比多少，于是他对自己身体也这么管理。一天 3 次化验，这个指标高吃个药，那个指标低又吃个药，吃到 25 种药的时候，化验单的结果就全是箭头，他本人受不了了，去医院住了 1 个月怎么治都是乱的。后来别人推荐他来找我，我跟患者谈，这不是身体的问题，是心理的问题，不要对自己身体过度关注，不要过度依赖化验指标。我们人体活的是一种感觉，人体不傻，饿了知道吃，冷了知道穿，渴了知道喝，我们人体是非常敏感的，如果不受外界干扰，人体可以感知外界任何东西。

从血压的形成机制，谈高血压的成因

血压形成，第一是心脏收缩的作用，如果心脏收缩过猛，那么血压就会升高。心脏的代偿功能是非常强的，它能够通过窦房结等来进行调节。为什么心脏要代偿性工作呢？是因为是缺血，最主要是脑缺血。脑用血是最多的，用了人体约 70% 的血液，所以上中学的孩子们总是饿。我们来看下面图 5-1，它的原理就是脑缺养分的时候，延髓中的加减压中枢会反射给心脏一个信号，告诉心脏我这边血有点供不上，心脏得到指令就会加压，提高收缩压，血压就升上来了。结果患者拿血压计一测，血压上来了，吃点降压药吧，刚开始吃血压下来一些。但过几个月大脑血压又不够，又发射信号还要加压，血还是不够用，这时吃一种降压药不管用了，就改成两种。有的患者甚至吃 9 种降压药也压不住的，为什么？大脑严重缺血人就活不了，所以一定要加压保证脑供血。这就是人体，人体是科学的，远比想象中的科学要科学得多。

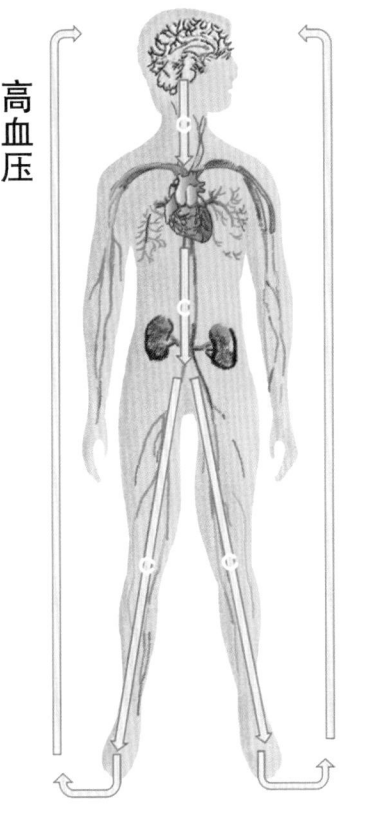

高血压

图 5-1　心脏代偿与高血压的形成

血压形成的第二个因素，就是血管壁的紧张度。一方面，人体过于肥胖，血管外面与皮肤之间物质过多，血管壁的压力相对就高。另一方面，假设我们受了寒，人体的皮肤和肌肉一紧张，收缩压也会高。另外，精神因素导致血管壁的神经紧张性增加，血管壁也会紧张度增加。

第三，血液里的物质对于血压也会有影响。比如血液里的水过多，血压也会高。很多人提倡每天 8 杯水，甚至还要喝水打卡，因此水中毒的人很多，再加上吃过多的生冷瓜果和输液治疗，体内的水就多了。

不要把感冒当成高血压去治，但中医治感冒真的可以降压

通过上面的分析，我们认识到影响人血压的因素有很多。西医的治法是从减少心脏输出量、降低血管紧张度和利尿这些方面去治疗。但是我们中医要从病因病机去分析，你会发现中医的治法更灵活，我们举个例子来看。

有个小伙子感冒了，感觉头晕，去医院检查发现血压高，医院没给开感冒药而开的降压药，他吃了降压药头晕更严重了。小伙子晚上高烧受不了，又去找我，说吃了降压药起不来床了。为什么感冒血压会高？因为患者受寒了，寒主收引，皮肤和肌肉一收缩血压就上来了。我们中医治疗是解表散寒，血压就又会回到正常。本来患者感冒之前血压是正常的，可是却按高血压治疗的，其实只要把感冒治好了，血压就会正常了。所以，不要把感冒当成高血压去治，但中医治感冒却真的可以降压。

又比如，有个患者处在围绝经期阶段，脸红、心慌、难受，去找心血管科大主任看病，医生给开了两种降压药，一吃血压太低起不来床了。类似这样的病例，在我们基层是常见的，我们要如何去分辨和治疗呢？在接下来的课程中，我们来一起感受中医治疗高血压的魅力。

由外到里的视角，看高血压病机

1. 开阖枢 阳在外，我们先从外来看，图5-2是我们把三阳抽象化，最外层是太阳，在体表，主开；中间是少阳，是主内外运转的枢；最里面的是阳明，主阖。接下来我们讲的高血压的分型中，风寒外束型和三阳不利型，就是开阖枢的问题。所以我们治疗这些类型的高血压的时候，要考虑究竟是要开太阳，调少阳之枢，还是通阳明之阖。另外，这也是中医治疗其他疾病，在临床上经常要用到的思维。

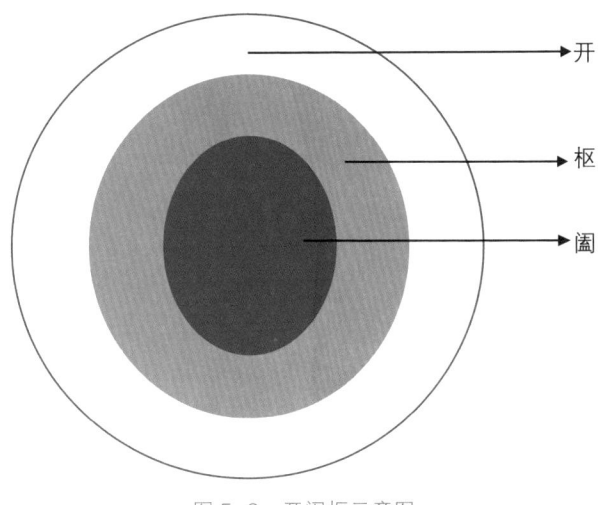

图 5-2　开阖枢示意图

2.五脏六腑气化　阴在内，五脏六腑位于我们的内腔里，它们的气机运动如图 5-3 所示：肝升到心，心升到肺，肺为太阴，然后转到腑，脏是阴主升，腑是阳主降，阴升阳降，肺传到心包，心包降到胆，胆降到胃，胃降到小肠、大肠，再到膀胱，通过三焦回到肾。

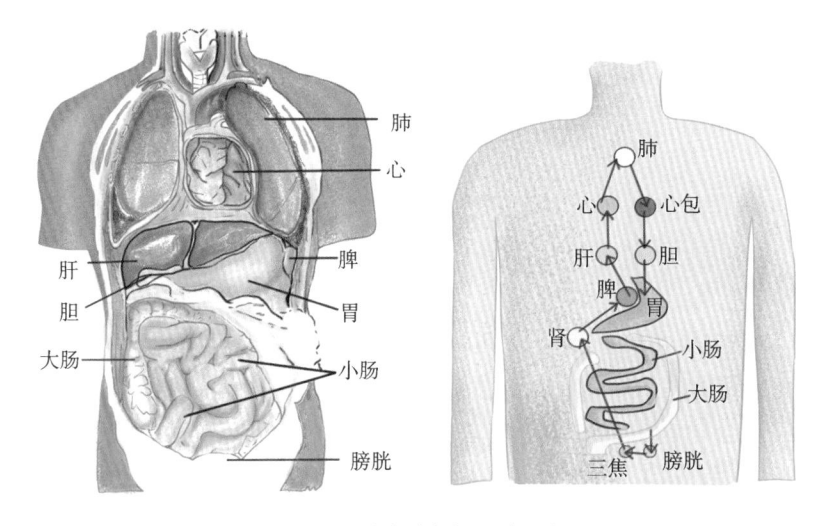

图 5-3　五脏六腑气机运动示意图

阴升阳降是气机运动的两大方面。阴升方面出问题，主要是肝火上炎、阴虚阳亢两个证型；阳降方面出问题，主要是腑气不通证。我们治疗肝火上炎证的高血压，在清掉肝火之后，还要补肾气敛浮火来善后，这个问题我们在病案中会展现出来。

3. 气－血－水－神模型　人体由外到里有经络脏腑，也不外乎气－血－水－神，气的层面我们上面基本已经谈到了。血病型的高血压主要是脏腑虚寒、血脉痹阻型。水病型的有两种，阳虚水泛型和水饮阻滞型。还有神的层面，我们暂且叫肝郁气滞型。

下面，我们就重点来讲这几种分型辨治的要点。我在临床上总结了一下，常见的有以下 9 种原因，基本涵盖了所有高血压。

高血压分型辨治要点

1. 肝火上炎

症状：头痛头晕（不一定都会出现），心烦易怒（肯定有），口苦口干（晨起口苦一定要出现才能定义），口干不欲饮水，失眠多梦，小便黄赤（必见症状），大便干少（可见可不见），舌边红（有部分患者有这个症状，也有很多没有，让患者舌头卷起来看舌底往往是红的），苔白厚或者黄厚，脉弦数（略略快一些）。西医检查示高血压。

处方：龙胆泻肝汤加薄荷、桑叶。

龙胆草 6g	栀子 6g	黄芩 6g	柴胡 6g
生地黄 10g	车前子 6g	泽泻 6g	木通 4g
甘草 6g	当归 6g	薄荷 6g	桑叶 10g

有人会问为什么不用龙骨、牡蛎、石决明镇一下？"肝者，将军之官"，我们让其舒展一下就可以了。而且也没到亢的程度，这是一个肝火，火郁则发之，发一下就好了，不用镇啊。所以说我们选很轻灵的两味药，薄荷和桑叶就可以疏肝、平肝。这个方子不能用大量，用大量效果不好。

2. 阴虚阳亢

症状：或头目时常眩晕，或脑中时常作疼发热，或目胀耳鸣，或心中烦热，或时常噫气，或肢体渐觉不利（上盛下虚，到亢的程度特别容易发生中风），或口眼逐渐㖞斜，或面色如醉。舌红少苔，脉弦长有力。西医检查示高血压。

症状这么多不好记，怎么认识这个类型？我们以简御繁，如果患者叙述脚像踩棉花的感觉，感觉鞋底厚了，只要有这一个症状，就可以直接用镇肝熄风汤，不要犹豫，7 剂下去肯定就解决了。阳气往上顶，所以脚下就没跟了。

处方：镇肝熄风汤。

白芍 15g	天冬 15g	玄参 15g	龟板 5g
代赭石 30g	茵陈 10g	龙骨 30g	牡蛎 30g
麦芽 10g	怀牛膝 30g	川楝子 6g	炙甘草 6g

注意：方中用的是龟板，特指腹甲而不是背甲。

加减：心中热甚者，加生石膏一两。痰多者，加胆星二钱。尺脉重按虚者，加熟地黄八钱、净萸肉五钱。大便不实者，去龟板、赭石，加赤石脂一两。这是张锡纯原方加减，大家可以参考应用。张锡纯的很多方子，我临床都用过，张锡纯是近代名医，他发明的很多方子都很好用，我结合临床对重点的方子进行了讲解，大家可以看灵兰的课程《张锡纯52效方心法求真》。

这个类型是阳亢了，所以需要镇一下，而且有阴虚，所以选用了张锡纯的一个名方——镇肝熄风汤，这里的牛膝是怀牛膝，怀牛膝滋肝肾，还能引血下行，不能用川牛膝。天麻钩藤饮里是川牛膝。

3. 阳虚水泛

症状：头晕目眩（肯定有），心悸，起则加重（平躺还好，起来就加重，这是辨证要点），食少，腹胀，便溏，畏寒肢凉（不见得会出现），面浮肢肿，或有腹水，舌淡胖，苔白滑水润，脉濡或弱。西医检查示高血压。

处方：真武汤加龙骨、牡蛎、石决明。

茯苓 45g	白芍 45g	白术 30g	炮附子 30g（先煎 1 小时）

生姜 45g	龙骨 30g	牡蛎 30g	石决明 30g

真武汤眩晕的特点就是躺着还好，起来晕得厉害，起则头眩。神效五苓散一般舌头都是水汪汪的，真武汤就不一定，下元阳气不足气化不了，很可能上面还会舌干。阳虚水泛和水饮阻滞这两种类型的高血压，用西药都不好用，尽管有氢氯噻嗪利尿降压药，效果也不好，没有远期效果。这是我们中医的长处。

真武汤里用茯苓 45g、白芍 45g，这是我常用的药物剂量比例，还有一个是茯苓 30g、白芍 30g、白术 20g。白术剂量不能大，因为白术可以增加小腹压力，一旦压力大血压就会上升。所以白术在真武汤里相对剂量要小，用到 10g 也没问题，但是用量大了就成了治疗便秘。

4. 水饮阻滞

症状：头晕目眩（水饮冲头则眩，冲心则悸，凌肺则咳，入胃则呕，水走肠间则沥沥有声），心慌，浮肿，恶心呕吐，肠鸣，大便溏，小便不利（症状包括有时候小便量多，夜尿频，还有时是排不出来，这些都叫小便不利），舌淡，苔水润（其实舌质只要不干就可以用），脉弦。西医检查示高血压。

处方：神效五苓散。

茯苓皮 30g	生白术 10g	泽泻 15g	猪苓 10g
桂枝 10g	枳实 10g	清半夏 10g	陈皮 20g
厚朴 20g	木香 20g	木通 6g	甘草 6g

5. 肝郁气滞

症状：多见于围绝经期妇女或焦虑症患者，头胀头晕，多伴见胁痛、胸闷、脘胀、嗳气，妇女月经不调、烘热汗出、五心烦热等症。舌淡红，苔薄白。西医检查示高血压。

处方 1：癫狂梦醒汤加味。

桃仁 24g	清半夏 6g	紫苏子 12g	香附 6g
陈皮 9g	桑白皮 9g	青皮 6g	木通 9g

| 柴胡 10g | 赤芍 10g | 炙甘草 15g | 大腹皮 9g |

处方 2：桂枝加龙骨牡蛎汤。

| 桂枝 15g | 白芍 15g | 龙骨 30g | 牡蛎 30g |
| 炙甘草 6g | 生姜 10g | 大枣 10g | |

处方 3：青蒿鳖甲汤合小柴胡汤加地骨皮。

青蒿 15g	鳖甲 30g	知母 10g	生地黄 30g
丹皮 15g	地骨皮 30g	柴胡 10g	黄芩 10g
半夏 10g	党参 10g	炙甘草 6g	生姜 10g

这个类型的高血压临床常见，但不好处理，这是由情绪引起的神经性高血压。患者服用降压药反应大受不了，用中药降下去虽然很容易，但关键是后期特别容易反复。这是精神系统的疾病，症状会变化多端，遇到这类高血压我们应该怎么办？

我们要抛开高血压这个病的束缚，这是神志病，所以要调神。用气－血－水－神里神的辨证，首选癫狂梦醒汤，用下去就会有效。大家可以根据自己的实际情况调整用量，但一定要按上述剂量的比例用，因为我曾经调整过比例，效果就不好了。这类患者我们下医嘱一定要写明，不管怎么样都一定要把我一周的药吃完，一般都会有效。有的患者会说我吃了一剂药烧心反酸难受什么的，不要听患者叙述，一定要坚决。如果实在不服从治疗，就没办法了。相信你的人三言两语就开药了，不相信你的患者就算你把《伤寒论》倒着背一遍他也会走，还是不会相信。

后面这两个方子也有一定的应用比例，但是效果远没有癫狂梦醒汤效果好、频率高。青蒿鳖甲汤这个方子偏凉性，它是透热的功能强，治疗围绝经期综合征的效果很好。有两个加减法，一是合小柴胡汤调神，二是合六味地黄汤用来收神、潜神、安神。

怎么区分这两个方子？体型偏瘦的用六味地黄汤，体型中等偏胖的就用小柴胡汤更好一些。

比如围绝经期身上烘热的，分不清是不是虚阳浮越的，就可以先用小柴胡汤把热散一下，二诊再仔细把脉体会，观察体型，确实是虚阳上越的就可以用温阳潜镇法了。两个都会有效。虚阳潜镇可以根治。中医是个圆，有时候从哪个角度治都会有效，但总会有一个方法是最快最有效的。

6. 风寒外束

症状：表情淡漠，郁郁寡欢，（神疲）乏力，身上有皱巴巴的感觉，小便不利，或有身痛、骨节痛（有的人有，有的人没有）。舌淡苔薄白，脉沉。西医检查示高血压。

处方1：麻黄知母汤。

| 麻黄 10g | 桂枝 10g | 杏仁 10g | 炙甘草 10g |

知母 10g

处方2：葛根汤。

| 葛根 30g | 麻黄 10g | 桂枝 15g | 白芍 15g |

炙甘草 6g

在外感模型章节中，我们谈到了伤于寒邪的患者特征，这种高血压的人表情很不好形容，只能用淡漠来表示，长期有寒的人高兴不起来，总是皱着眉头那样。伤于寒邪，不要以为只是短期的受寒，其实很多人都背负着沉寒痼冷。这些人身体并不敏感，受凉了以后没什么太明显的感觉，最多就觉得身体有点僵硬不灵活。加上生活节奏又太快，顾不上治疗，这些风寒就可能伴随我们很久。我们中医就可以解决这种风寒，解表散寒。长期背着一个表寒证的人，在临床非常多见，所以麻黄剂临床应用非常多。

但用麻黄有一个缺陷，容易造成心慌，还容易造成老年男性前列腺问题，排尿困难，因此要注意：老年男性用麻黄剂量一定不要太大；如果患者心慌了就减减量；一般体格壮硕的男性都没有问题。在过去，麻黄要陈很久才能应用，而且古人用麻黄还要去节，因为麻黄节里的成分也容易导致心慌。我临床上一般用"捣筛法"，就是把麻黄捣扁，再过一遍筛去掉粉末。

麻黄汤为什么加知母呢，伤于寒者化为热，伤寒的人都有热。张锡纯在用《伤寒》方时加了个知母，加得非常好，把那些浮热就去掉了。葛根汤开阳明经表，从太阳疏散风寒。风寒一疏散，患者感到很舒服，这种类型高血压就迎刃而解。

7. 腑气不通

症状：面垢腹胀（面垢如果女的就是脸上长斑，如果是男的就是脸上油油的感觉，像没洗脸），大便秘结，手足胀，身痛或全身憋胀，或者手足心热，或者身重。舌质硬（舌质很重要，能确认是个实证），苔白浊，脉沉实。西医检查示高血压。

处方：厚朴七物汤加味。

厚朴 60g	枳壳 30g	大黄 30 ~ 60g	芒硝 20g
桂枝 15 ~ 30g	炙甘草 20g	生姜 10g	大枣 10g
槟榔 30g			

上一章我们说过，肺是主气的，胃是行气的，大肠降气的，一定要记住调气要怎么调。厚朴七物汤中厚朴我常用的剂量是 60g，偶尔用 30g，有的人说用这么大剂量会不会出问题？坦率说是绝不会的。

我们先要明确用一个药的目的，才知道需要多大剂量。推陈致新的有两味药，一个柴胡，一个大黄。大黄用量问题，有学员说用 6g 就腹泻，但是我临床上用 60g 就不会腹泻，或者原来的腹泻就好了。为什么呢？举个例子，用根针顶你肯定有疼的感觉，用一个接触面更大的东西顶你，即使是一样的力，感觉肯定不一样。大黄用 60g，我们用到非常大，用到和人体一样的剂量，从上面往下一降，人体的气从上面往下一推，就起到推陈致新的作用。如果用 6 ~ 10g，它作用的点就特别少，只在肠管里推，肯定推不到人体外面去，肯定会腹泻，还容易腹痛。

我用大黄还喜欢配芒硝，仲景在《伤寒论》里说得非常严谨，有燥屎者才可使用大承气汤。但是我们看张仲景所处的年代是东汉末年，诸侯争霸战火连连，百姓吃不饱穿不暖，身体特别单薄，肠管很薄，剂量稍微用大了很可能肠穿孔人就没了。但是当代人食物丰富，遇到吃肉过多、脑满肠肥的人，猛猛地推一下会很舒服，不会出现任何其他症状。但如果觉得人比较瘦弱，剂量可以调小到30g，也就是下限了，很安全，而且还不一定泻。服用完患者往往会说自己舒服了或者有劲了，因为我们的经络畅通了。

8. 脏腑虚寒，血脉痹阻

症状：胸闷怕冷，或有胸痛（可能会有冠脉缺血的那些表现），体胖，面色隐青，或面色发暗，记忆力差，容易紧张焦虑，恐惧不安，神明失主（心气虚则恐）。舌质偏暗，苔白，脉沉迟，或偏迟，结代。西医检查示高血压。

处方：四逆汤加味合枳实薤白桂枝汤加味。

枳实 30g	薤白 30g	桂枝 45g	厚朴 10g
瓜蒌 30g	半夏 15g	炮附子 30g	干姜 30g
炙甘草 45g	龙骨 30g	牡蛎 30g	

这个证型是高血压最常见的，我们用这个方子就是借鉴了西医的思路，我们扩血管就和加温，血得寒则凝，得温则行。为了防止补阳后阳气上攻，加了龙骨、牡蛎或者磁石、石决明再镇一下，一般来说大部分血压都能够降下来，一诊血压降下来、舌头、面色都好转了，二诊怎么办？很多人就不会治了，于是就接着服用，但没效了，血管已经扩张了，再扩张就不行了。该怎么办？可以看后续病例怎么办的。

9. 三阳不利，三焦不畅

症状：

（1）太阳不利可见：头痛头晕，颈项强痛，肩背四肢痛，腰脊痛，小便不利。（此是太阳腑证）

（2）少阳不利可见：情绪低落，忧心忡忡，饮食乏味，口苦，口干，头晕，胁肋胀闷。

（3）阳明不利可见：大便干燥，或大便偏干，或大便不畅，或大便频、拉不净、里急后重、频繁腹胀。

处方：

（1）太阳——葛根汤或大／小青龙汤。

（2）少阳——麻黄附子细辛汤或大／小柴胡汤。

（3）阳明——白虎汤、大承气汤、理中汤合方。

这个证型也很多见，很多人背着年久的沉寒。阳明不利不一定都是大便干，有的是腹泻，大便稀也一样可以用，因为中药都是双向调节。三阳不利我们就采取开三阳的办法，三阳同时治未尝不可。临床单一病种少，经常见到第一天是太阳不利，第二天就发展成太阳少阳合病了，发展很快，因为这个叫做"机"。

三阳不利可以用下面几个方，葛根汤、大／小青龙汤、麻黄附子细辛汤、大／小柴胡汤、白虎汤、大承气汤几个方子的合方，有的人会合附子理中汤。别看这个方子很多很热闹，其实方子不大，自己写出来了就知道了。

病案实战

病例 1　多年高血压患者，口服降压药无效了

张某，男，60 岁。

患者高血压 12 年，长期服用降压药控制血压，近日因债务纠纷情绪激动，引起血压升高，口服西药降压无效，转来中医门诊求诊。刻下症：体型壮硕，声音洪亮，面红目赤，性格急躁，焦虑不宁（患者没有叙述这个症状，但患者就诊时不停叙述债务纠纷的事情，观察出来的）。头痛头晕，颈项强痛。食欲可，口不渴，大便干，小便利，睡眠差。舌略红，苔白厚，脉浮大而数。血压210/160mmHg。平素嗜烟酒。

【中医诊断】高血压——风寒外束，少阳阳明气机不降。

【处方】葛根汤合大柴胡汤加减。

葛根 30g　　　麻黄 10g　　　桂枝 15g　　　白芍 15g

| 柴胡 24g | 大黄 20g | 枳实 30g | 黄芩 10g |
| 半夏 15g | 大枣 10g | 生姜 10g | 芒硝 10g |

7 剂，水煎服，日 3 次

颈项强痛有两种情况会出现，一是肝经有热，二是太阳表证，这里有脉浮说明是太阳的表证。用葛根汤疏太阳的表，用大柴胡汤通阳明里。应用葛根汤，出现以下几个症状就可以用：

（1）鼻干、眼睛干、脖子硬。临床经常能见到这样的患者，用滋阴润燥的方法越润越干。有的干燥综合征患者，鼻干、眼干非常厉害的，用葛根汤就会有效。

（2）睡眠不好。《医宗金鉴》是清朝太医院的教科书，书里明确写着："葛根浮长表阳明，缘缘面赤额头痛，发热恶寒身无汗，目痛鼻干卧不宁。"出现这些症状时就可以应用葛根汤。

这种类型的高血压一是要开盖，外面表被压着，用葛根汤掀开；二是要降胃气，在我的理论体系里，大柴胡汤不是通导大肠的，是治疗少阳阳明合病，行胃气的方子。因此选用葛根汤开盖，大柴胡汤行胃气，这个血压就会降下来。

二诊：头痛项强减轻，血压 180/120mmHg，头晕减轻，急躁减轻，大便通畅。舌偏暗，苔白偏厚，脉略大。

【处方】

葛根 30g	麻黄 10g	桂枝 15g	白芍 15g
柴胡 24g	大黄 20g（后下）	枳实 30g	黄芩 10g
半夏 15g	大枣 10g	生姜 10g	芒硝 10g（后下）
石决明 30g（先煎）			

7 剂，水煎服，日 3 次

三诊：血压 150/95mmHg，头痛头晕进一步减轻，面色好转。饮食可，大便畅通，小便黄，今日患者腰痛。舌淡暗，苔白，脉稍和缓。

【处方】

| 天麻 10g | 钩藤 20g | 石决明 30g（先煎）栀子 10g |

| 杜仲 15g | 川牛膝 15g | 黄芩 10g | 桑寄生 15g |
| 夜交藤 30g | 茯神 15g | 益母草 15g | |

15 剂，水煎服，日 3 次

三诊用了天麻钩藤饮，天麻钩藤饮有补肾的作用，在这里一方面平肝阳，一方面收肾气。后面还有一诊用的知柏地黄汤，这就是刚才讲的，把肝气降下去了之后怎么办？要收一下肾气。这就是善后的知柏地黄法，还有六味地黄法，还有前面讲的香砂六君法、参苓白术法、八珍益母法。

病例2　起因相同的高血压，妻子和丈夫治法不同

王某，女，56 岁。

患者头晕目眩。刻下症：头痛，急躁易怒，口干口苦（上一例患者没有口干口苦，所以不是肝胆湿热型的），晨起加重，胁肋胀痛。大便干，小便黄（上一例患者也没有小便黄，所以这就是认证的要点，肝火也会出现颈项强痛，太阳表证也会出现，区别的要点一是口干口苦，小便黄是肝经湿热下注），入睡困难（肝火扰心神）。舌红，苔白，脉弦略数。西医检查示：高血压（160/120mmHg）；高血脂。

【中医诊断】高血压——肝火上炎。

【处方】龙胆泻肝汤加味。

龙胆草 6g	栀子 6g	黄芩 6g	柴胡 6g
生地黄 10g	车前子 6g	建泽泻 6g	木通 4g
甘草 6g	当归 6g	薄荷 6g	桑叶 10g
石决明 30g			

7 剂，水煎服，日 3 次

对比第一例患者，该患者体型壮硕，声音洪亮，面红目赤，按照黄煌老师的体型辨证，这就是葛根汤体型，体型强壮得像鲁智深一样的人就可以开葛根汤先散一下。第一例患者小便利，没有小便黄，睡眠差，脉浮主太阳表也主热，这两

点就可以区分了用太阳表是没有错的。如果出现口干口苦、小便黄，就按龙胆泻肝法治疗就可以了。

这位患者和病例1的患者是夫妻，这场纠纷也波及她，但两个人病程路径不一样，他的爱人同样因为一件事情生气，她的病就走到肝经去了。因为患者过于急躁，加了石决明平肝凉肝，没有用龙骨、牡蛎。

二诊：头痛头晕减轻，口苦减轻，睡眠好转，小便淡黄。舌暗苔白，脉弦。效不更方，原方继续服用1周。

三诊：血压140/90mmHg，头痛头晕消失，诸症继续减轻。

【处方】

知母 10g	黄柏 10g	熟地黄 30g	山萸肉 10g
生山药 30g	茯苓 10g	泽泻 10g	丹皮 10g
石决明 30g			

7剂，水煎服，日3次

前后服用1个半月而愈。

龙胆泻肝汤不能总是服用，已经把肝火肝气压下来了，下一步怎么办？比如家里丈夫挣钱了交给媳妇，媳妇就要把钱收起来。所以第二步要收，就用知柏地黄法收。知柏地黄汤就有降压作用，能够补肾气敛浮火，把浮火收纳住，所以用知柏地黄法善后。

病例3 问到脚如踩棉花感就可以出方了

王某，女，68岁。

患者头晕脑胀。脚底没跟，如踩棉花感（其实问诊到这里就可以出方了，很多大夫最后看病快，就是因为掌握了诀窍，而且大部分有效）。饮食可，大便日一次，成形，小便清，失眠。舌红瘦，苔薄白，脉细弦。血压检查：180/110mmHg。

【中医诊断】高血压——阴虚阳亢。

【处方】镇肝熄风汤。

白芍 15g	天冬 15g	玄参 15g	龟板 15g
代赭石 30g	茵陈 10g	龙骨 30g	牡蛎 30g
麦芽 10g	怀牛膝 30g	川楝子 6g	炙甘草 6g

7 剂，水煎服，日 3 次

镇肝熄风汤加减少，出现兼夹症时再加减，原方原量就有效。

二诊：头晕减轻。头重脚轻感减轻，脚底踩棉花感消失，胃胀。舌淡红瘦小，脉细。

【处方】

白芍 15g	天冬 15g	玄参 15g	龟板 15g
代赭石 30g	茵陈 10g	龙骨 30g	牡蛎 30g
麦芽 10g	怀牛膝 30g	川楝子 6g	炙甘草 10g
陈皮 6g			

7 剂，水煎服，日 3 次

患者新出现了胃胀的症状，可能是之前处方有代赭石、龙骨、牡蛎，导致伤了一点胃气，胃行气功能障碍。我们要选用一些行气的药物，很多人陈皮觉得不够又加枳壳，不要忘了这是一个兼证，只要选一两味就可以不要太多，太多喧宾夺主效果就不好了，所以只选了一个陈皮。

三诊：头晕头胀消失，脚底踩棉花感消失，胃胀减轻。舌淡，脉细弦。

【处方】

知母 10g	黄柏 10g	熟地黄 30g	山萸肉 10g
生山药 30g	茯苓 10g	泽泻 10g	丹皮 10g
石决明 30g	陈皮 6g		

7 剂，水煎服，日 3 次

知柏地黄法善后，加陈皮行胃气。

病例 4　舌干也可能有水湿

李某，44 岁，男。

患者突发高血压，头晕，活动加重。起则头眩，可以自行控制，不至于摔倒。口干，大便调，小便通，睡眠好。舌淡红苔薄白而干，脉弦。血压检查：170/105mmHg。患者拒绝服用西药来我门诊寻求中医治疗。

【中医诊断】高血压——阳虚水泛。

【处方】真武汤加味。

茯苓 45g	白芍 45g	白术 30g	炮附子 30g（先煎 1 小时）
生姜 45g	龙骨 30g	牡蛎 30g	

7 剂，水煎服，日 3 次

患者舌头干，是因为下元阳气不足气化不了，所以上面也会舌干。因为患者是突发高血压，他在我门口卖菜，说一吃降压药就停不了了，就吃中药调调。用真武汤加了龙骨、牡蛎。吃完药后血压正常，经常来我门诊量血压，一直正常，未再服药。

病例 5　无症状高血压怎么辨证

孙某，男，30 岁。

高血压（180/110mmHg），无头晕头痛，想要小孩，妻子迟迟不能怀孕，夫妻双方前来调理。患者体胖，面黑。喜欢熬夜。舌淡暗短小，苔白，脉沉紧。

【中医诊断】高血压——心脉紧张、阳虚。

【处方】枳实薤白桂枝汤合四逆汤加味。

枳实 30g	薤白 30g	桂枝 45g	厚朴 10g
瓜蒌 30g	半夏 15g	炮附子 30g	干姜 30g
炙甘草 45g	龙骨 30g	牡蛎 30g	

15 剂，水煎服，日 3 次

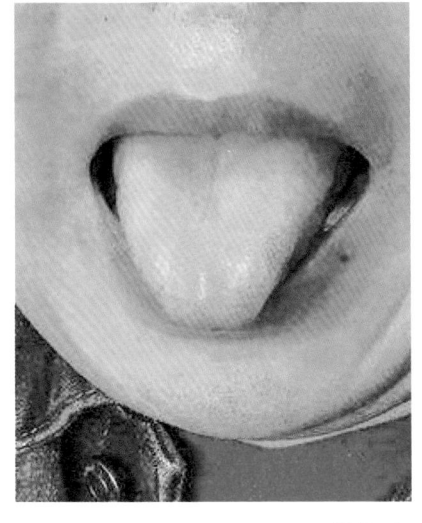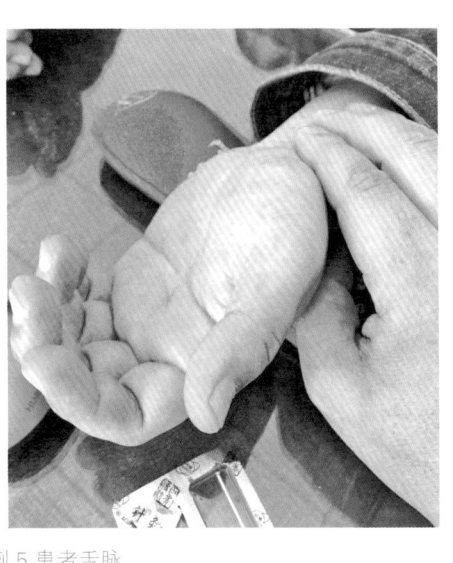

图 5-4　病例 5 患者舌脉

　　本来患者是治疗不孕不育的，夫妻两个都在我这里调理，男的无头晕头痛，没什么症状，这种类型在临床非常常见。治疗无症状高血压、无症状高血糖这类患者，这时候就要从原理上下手，既然西医可以扩血管降血压，中医也可以。用枳实薤白桂枝汤加半夏扩血管，用四逆汤温阳，龙骨、牡蛎潜一下，把血压治下去了。看舌头也是偏短、暗、紧的，用扩血管的扩张一下。看患者手指肚又圆又厚，手也胀，原因是血回不去。

　　二诊：血压已经降至 150/95mmHg。大便偏干。舌淡暗苔白，脉沉略紧。

【处方】

枳实 30g	薤白 30g	桂枝 45g	厚朴 10g
瓜蒌 30g	半夏 15g	炮附子 30g	干姜 30g
炙甘草 45g	龙骨 30g	牡蛎 30g	大黄 20g

21 剂，水煎服，日三剂

　　原方加大黄 20g，量太大就是降气了，只需要通导大便捎带降气就可以，单纯通导大便可以用 10g。

　　三诊：血压降至 130/80mmHg。出现腰酸，大便日一次。舌淡暗，苔白，脉沉。

【处方】

熟地黄 30g	附子 6g	肉桂 6g	山药 30g
山茱萸 10g	菟丝子 30g	龟板 15g	杜仲 15g
鹿角霜 15g	枸杞子 15g	川续断 15g	桑寄生 30g

15 剂，水煎服，日 3 次

为什么没有选知柏地黄法善后，一是患者有阳虚症状，还有就是患者是治疗不育的，所以选用右归丸补肾气。加了川断、桑寄生培补下肾气，左归丸、右归丸也能收浮阳。准备后续不育症的治疗。

病例 6　我要求患者停服降压药

张某，男，60 岁。

患者高血压 12 年。长期服用缬沙坦、非洛地平缓释片控制，经朋友介绍来我门诊。患者药后血压 170/115mmHg，伴见乏力神疲，腿疼，大便偏稀。舌淡苔薄白，中裂（舌面中间有纵向裂纹）；脉虚大无力。

【中医诊断】高血压——心脉痹阻，阳气不足。

【处方】枳实薤白桂枝汤加味。

枳实 30g	薤白 30g	桂枝 45g	厚朴 10g
瓜蒌 30g	半夏 15g	炮附子 30g	干姜 30g
炙甘草 45g	龙骨 30g	牡蛎 30g	人参 20g

7 剂，水煎服，日 3 次

大便稀是阳虚，腿疼是阳气不足，温化无力，没有其他常见症状，什么头晕头疼，临床很多见这种高血压常见症状都没有的患者，我们还用常规方法治疗，扩血管。这种舌中间有纵向裂纹的，是用人参的指征。我的医嘱是停服降压药，我现在比以前柔和多了，以前患者不停服西药我是坚决不给治疗的。现在可能因为年纪大了，性格比较柔和了，很多情况下都依着患者。

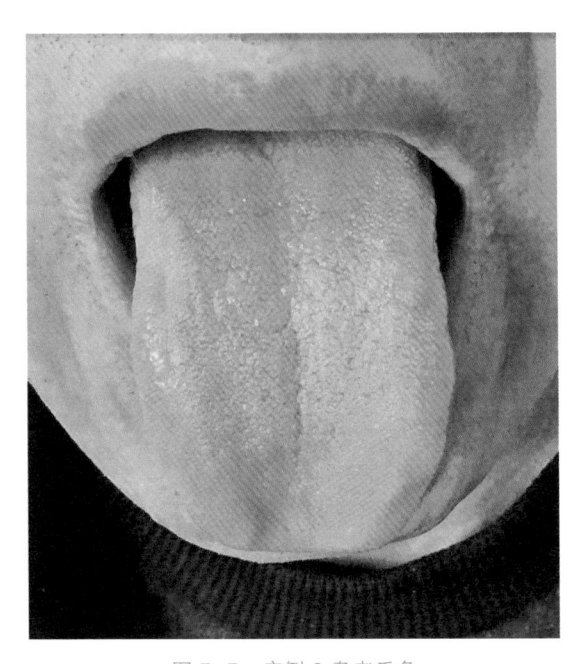

图 5-5　病例 6 患者舌象

二诊：血压已降至 140/90mmHg。神疲乏力减轻，腿痛减轻，大便略成形。舌淡红，苔薄白，脉略大。

【处方】

枳实 30g	薤白 30g	桂枝 45g	厚朴 10g
瓜蒌 30g	半夏 15g	炮附子 30g	干姜 30g
炙甘草 45g	龙骨 30g	牡蛎 30g	

7 剂，水煎服，日 3 次

去掉了人参。至今血压很稳定。

病例 7　枳实薤白桂枝汤治疗高血压，可以随证加味

隆某，男，75 岁。

高血压 190/110mmHg（服用西药后）。长期服用西药控制血压。刻下症：心慌胸闷，饮食可，睡眠可。大便调，夜尿频，尿不尽感（前列腺肥大）。舌红苔

腻，脉左关滑。

【中医诊断】高血压——心脉痹阻，心火亢盛。

【处方】枳实薤白桂枝汤合大黄黄连泻心汤加味。

大黄 15g	黄连 15g	黄芩 15g	枳实 30g
薤白 30g	桂枝 45g	厚朴 10g	瓜蒌 30g
半夏 15g	炙甘草 30g		

7 剂，水煎服，日 3 次

【医嘱】停服降压药。

脉左关上按我所学脉诊那里是候心，传统脉法里寸是候心，心火旺，所以用彻心火的方法。

二诊：停服倍他乐克，血压已降 150/90mmHg。心慌胸闷减轻，夜尿减少，小便较前顺畅一些。舌红苔变薄，脉略数大。

【处方】

大黄 15g	黄连 15g	黄芩 15g	枳实 30g
薤白 30g	桂枝 45g	厚朴 10g	瓜蒌 30g
半夏 15g	炙甘草 30g		

10 剂，水煎服，日 3 次

患者小便顺畅是因为之前患者口服中药还配合我的针灸，我在患者小腹部针刺，前列腺的问题用中药挺难解决的，用针灸治疗当天就有效，简单直接。

三诊：血压已经降至正常。心慌未作，小便不畅，尿烧痛。舌边红，苔薄白，脉数。

【处方】

大黄 15g	黄连 15g	黄芩 15g	枳实 30g
薤白 30g	桂枝 45g	厚朴 10g	瓜蒌 30g
半夏 15g	炙甘草 30g	滑石粉 10g（包煎）	

7 剂，水煎服，日 3 次

之前的处方上加了滑石粉，缓解小便烧灼感。

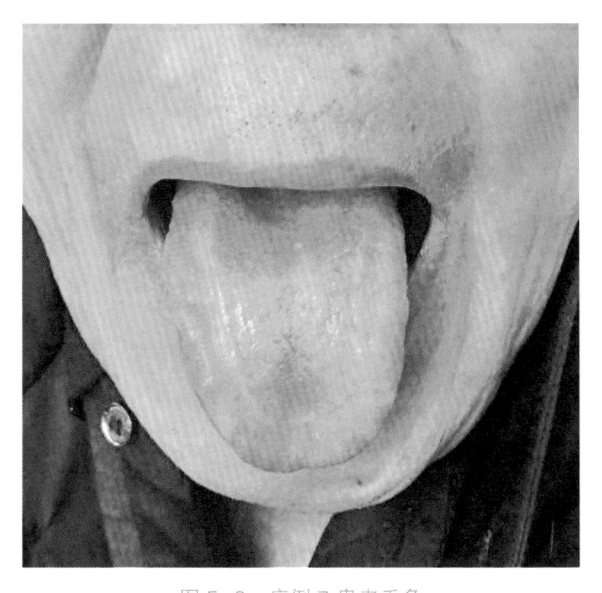

图 5-6　病例 7 患者舌象

　　四诊：血压稳定在 140 ～ 150/90 ～ 95mmHg。夜尿一次，尿后余沥，涩痛仍然存在。舌淡偏红，脉略数，已经不大。

【处方】

柴胡 10g	白芍 10g	枳实 10g	炙甘草 10g
猪苓 10g	茯苓 10g	泽泻 10g	阿胶 10g（烊化）
麦冬 10g			

7 剂，水煎服，日 3 次

　　用的四逆散合猪苓汤，这是治疗泌尿系统最常用的方子，尤其女性反复发作的泌尿系统感染、泌尿系结石这个方子都可以考虑。加了麦冬，猪苓汤这里剂量很重要，我们平时用茯苓、猪苓都是 15g ～ 20g，但是在猪苓汤里剂量变小，因为小便淋漓涩痛，说明阴不足。如果利水剂量大于滋阴的力量，那么这个疗效就没有了，完全可以用到 6g，没有问题，如果用到 15g 大于白芍的剂量，这个方子就废了，没有效了。就这样又觉得滋阴不足，又加了麦冬。这个患者停药到现在都挺好。

病例 8　降压过程中，出现头痛怎么办？

路某，男，57 岁。

高血压 6 年，断续服用降压药。刻下症：血压 160/120mmHg，无头晕头痛。头部烧灼感，睡眠差，饮食可，大小便调。舌淡暗，苔略腻，脉沉。

【中医诊断】原发性高血压——心脉痹阻，阳气不足。

【处方】枳实薤白桂枝汤合四逆汤加减。

干姜 30g	附子 30g	肉桂 20g	枳壳 30g
薤白 30g	厚朴 20g	瓜蒌 15g	半夏 15g
龙骨 30g	牡蛎 30g	磁石 30g（先煎）	

7 剂，水煎服，日 3 次

还是没什么症状，继续用老办法扩血管、温阳。

二诊：血压已降至 140/90mmHg。头部烧灼感减轻，睡眠好转，右侧出现偏头痛。舌淡苔白略腻，脉沉。

【处方】

干姜 30g	附子 30g	肉桂 20g	枳壳 30g
薤白 30g	厚朴 20g	瓜蒌 15g	半夏 15g
龙骨 30g	牡蛎 30g	磁石 30g（先煎）	竹茹 15g

7 剂，水煎服，日 3 次

为什么右侧偏头痛？高血压的人，血压恒定在一个范围，如果无论用中药还是西药降下来，患者都会反映有头痛现象。这是因为患者一下血压降低，需要有个适应的过程，就不用太多关注。因为舌苔略腻加了竹茹。

三诊：血压正常。右侧偏头痛减轻，睡眠好，上方继续服用 1 周。

四诊：血压稳定。右侧偏头痛未作，近日大便偏干。

【处方】

干姜 30g	附子 30g	肉桂 20g	枳壳 30g
薤白 30g	厚朴 20g	瓜蒌 15g	半夏 15g
龙骨 30g	牡蛎 30g	磁石 30g（先煎）	大黄 20g

芒硝 10g（后下）

7 剂，水煎服，日 3 次

病例 9　服用 9 种降压药都不管用

梁某，女，65 岁。

患者高血压 12 年，加重 1 年。现服用 9 种降压西药，目前血压190/125mmHg，头昏脑胀头面浮肿。身重乏力，躺着站着都不舒服，"五脊六兽"（心烦意乱，无法忍受）。昏昏沉沉，情绪低落，整天不想活，有自杀倾向所以儿女看着。颈项强痛，后背痛，下肢水肿。食欲差但能吃下去，大便不畅，小便黄，小便不利。舌淡暗，苔厚浊，脉沉涩。

【中医诊断】高血压——三阳经不利，三焦不畅。

【处方】葛根汤、大小柴胡汤、大小青龙、白虎汤理中汤合方。

葛根 30g	麻黄 10g	桂枝 10g	白芍 10g
柴胡 24g	黄芩 10g	半夏 15g	党参 10g
大黄 20g	枳实 30g	芒硝 10g	石膏 30g
知母 10g	干姜 10g	细辛 10g	五味子 6g
白术 10g	炙甘草 6g		

7 剂，水煎服，日 3 次

【医嘱】停服所有降压药。

我们临床经常会见到这类患者，全身上下哪里都是毛病，这种人体格壮实肥大一些才能开三阳，如果瘦一些的就不是这个治法，用癫狂梦醒汤调神。直接就开三阳再收。

二诊：血压 180/120mmHg。人感觉舒服多了，身痛减轻，浮肿稍减。舌苔变薄一点，脉沉。上方继续服用一周。

三、四、五诊：血压进一步下降，继续减轻继续服用。前后服用 5 周。

由于这个患者病得实在太厉害了，所以开了 5 周的药。观察这个患者状态一直很稳定就可以一直开三阳。这个方子三阳通治，还可以治疗眼科的很多疾病，有的视野缺失，有的管状视野，还有莫名其妙的失明，开三阳都有效。我治过几例，一般七天就有所改善。我们虽然不是眼科大夫，但是我们也需要会治疗眼科的疾病，中医大夫就是全科大夫。

六诊：血压 150/90mmHg。浑身舒畅，面带笑容，神清气爽。比以前瘦 20 斤，浮肿基本消退。大便顺畅，小便利。舌淡苔偏厚，脉略沉。

【处方】东垣清暑益气汤。

人参 10g	黄芪 15g	当归 10g	白术 15g
苍术 15g	升麻 10g	葛根 10g	泽泻 15g
神曲 10g	麦冬 20g	五味子 6g	青皮 6g
陈皮 6g	黄柏 6g	炙甘草 15g	

7 剂，水煎服，日 3 次

选用东垣清暑益气汤既补气又滋阴又利水、理气善后。

病例 10　血水同病，先治哪个？

宋某，男，76 岁。

患者高血压，长期服用倍他乐克、非洛地平缓释片。心慌心悸，浮肿貌，多汗，稍事活动气短，乏力神疲，食少，大便日 1～2 次，大便不畅，小便黄。舌淡苔水滑，脉沉涩。查血压 160/100mmHg。

【中医诊断】原发性高血压——水饮阻滞，心经有热。

【处方】神效五苓散加三黄泻心汤。

茯苓皮 30g	生白术 10g	泽泻 15g	猪苓 10g
桂枝 10g	枳实 10g	清半夏 10g	陈皮 20g
厚朴 20g	木香 20g	木通 6g	甘草 6g
大黄 10g	黄连 10g	黄芩 10g	桃仁 15g

7 剂，水煎服，日 3 次

舌苔水滑，西医用降压药效果也不好，前面患者住院了三个多月也不好。三黄泻心汤的应用指征是：①大便不畅；②小便黄，心经有热。所以我们利水除了清热，还加点桃仁活血、通导大便。在气－血－水－神模型里属于水病导致的高血压。

二诊：面色好转，血压低至 90/55mmHg，嘱咐坚决停止服用降压药。心慌心悸减轻，乏力减轻，食欲差，多食后心悸加重，多汗，腿沉减轻，大便已经不干燥，小便仍然黄，舌淡苔水润，脉沉。

【处方】

茯苓皮 30g	生白术 10g	泽泻 15g	猪苓 10g
桂枝 10g	枳实 10g	清半夏 10g	陈皮 20g
厚朴 20g	木香 20g	木通 6g	甘草 6g
大黄 10g	黄连 10g	黄芩 10g	桃仁 15g

7 剂，水煎服，日 3 次

患者二诊血压为什么这么低？因为我让他停西药患者没有停，所以血压低了，坚决让患者停药。多食后心悸加重，因为心包和胃是相别通的，胃里东西多了心悸就加重。继续神效五苓散，不会把正水伤了的，它祛的都是邪水。

三诊：患者已经停服所有保健药、降压药、心脏病药物，血压波动在 120 ～ 130/60 ～ 65mmHg，心慌心悸明显减轻，心率 70 次／分，食欲好，半身汗，腿沉，舌暗苔白，脉沉涩。

【处方】

当归 6g	白芍 6g	生地黄 10g	桃仁 12g
红花 6g	赤芍 6g	枳壳 6g	柴胡 6g
川芎 3g	桔梗 6g	怀牛膝 6g	炙甘草 6g

7 剂，水煎服，日 3 次

舌淡暗，邪水祛净了，我们治完水治血。如果这个患者水血同病，又不太适合同时治，先治哪个？我个人感觉应该先治水，只有把邪水利掉再治血才更容易一些。选用血府逐瘀汤活血。吃到第六天的时候，患者受凉之后出现胸闷心慌，一量血压有点高，我也怕心脏发生意外，但是我们的处方按部就班没有什么不合适的地方。我让患者静躺采取半卧位，看能否缓解，观察一小时后不缓解就去医院。因为我当时在北京出诊不在当地，家属着急就 120 送医院了，进了医院患者开始高烧 39℃。多少年都没有发烧了，这次高烧了，因为我们把邪水去掉了，患者又有抵抗力了，所以开始发烧了，发烧其实是保护性反应。这个患者因为受寒了，出现血压升高和心慌胸闷，到医院用的是硝酸甘油、硝普钠。

四诊：患者因为感冒发烧，去医院输液 12 天后出院，再度食少心悸，血压正常，舌淡，苔水润，脉沉。

【处方】

茯苓皮 30g	生白术 10g	泽泻 15g	猪苓 10g
桂枝 10g	枳实 10g	清半夏 10g	陈皮 20g
厚朴 20g	木香 20g	木通 6g	甘草 6g

7 剂，水煎服，日 3 次

患者这个水是因为输液来的，老年人阳气不足加热不了那么多水，所以又出现了邪水，所以又用了神效五苓散。我们临床治疗疾病，要立足于一个整体来观察患者，不要单纯纠结于症状，但我们要考虑症状，症状是我们的一个抓手，还要仔细问患者治病经过。

赠　语

医病非难，难在疑似之辨。不可人云亦云，随波逐流，误人匪浅。

——王肯堂《肯堂医论卷中杂记》

我们要了解一个疾病怎么来的，有自己的中观正见，不要听信别人说，我们知道原理后，用相应方法去解决，临床常用方剂其实不多，就一百多个足够用了。中医也没有那么复杂，是被搞复杂了，复杂的东西是不能传承的。大道至简，简单的东西才能传承下去。所以中医也没有那么复杂，掌握一百多个方剂，并了解这些方剂作用于人体都是干什么的就可以了，用方剂组合都能治疗很多疾病。这些都是我常用的方子，大家可以用自己常用的方子组合。

我们还要要学会举一反三，有的人学了失眠，用在热性的痛经上也治好了，其实疾病都是相通的。虽然我们课程是按照疾病来分别讲解的，但不要学死了，要活学活用。我提供给大家一种思维方式，比如讲了高血压的原理，以前很多大专家讲过高血压这个病，但是很少有人从原理上来分析这个病的原因，高血压怎么来的，我们应该怎么治才好。这是医道，从道的层面入手，至于选方，自己熟悉、能驾驭哪些方子，就用哪个方子。我们方子很多，经方、时方、验方，只要原理对了就不会错到哪里去。

第六章

糖尿病

单纯高血糖区别于糖尿病

我们先观察一下这个病名，"糖尿病"，严格地讲这类患者一定尿里要有糖才能诊断，但是我们现在无论教科书还是临床上都不是这样认定的，我们修订了很多标准，把单纯高血糖的患者都当作糖尿病来治疗，我们有必要在此加以区分。

有人血糖很高，尿糖没有，蛋白也没有，酮体更别说了，这类人究竟定名为糖尿病还是高血糖更合适？在我这里把单纯高血糖不伴有尿糖的情况，定义为单纯性高血糖。高血糖是指人体血液中糖的含量过高，糖尿病必然高血糖，但高血糖却不一定是糖尿病。高血糖的范围更广，糖尿病的范围相对要小，疾病的程度相对更深。

我也曾以为 1 型糖尿病不能逆转

西医将糖尿病大致分为四种：1 型糖尿病、2 型糖尿病、其他特异型糖尿病和妊娠糖尿病。1 型糖尿病是一个治疗难点，这样的患者一般年龄比较小，30 岁左右，还有小孩，年龄越来越小，常规治疗需要终身注射胰岛素。在很久以前，我也认为 1 型糖尿病不能逆转，只能这样治疗。但后来通过临床摸索，再借鉴别的中医大家的经验，发现这样的患者有的可以逆转过来，所以说我也在不断修正自己的认知。2 型糖尿病是临床最常见的类型，这一类一般都是中老年发病，也是我们重点讲解的部分。其他特异型包括了急性胰腺炎引起的，西医治疗急性胰腺炎，是先禁食然后注射大量葡萄糖维持营养，由于胰腺炎的胰岛损害加上住院期间输注大量葡萄糖，基本出院了都是糖尿病。还有就是妊娠糖尿病，我们就不讲了。

高血糖和糖尿病会引起很多并发症，对血管和神经的损害造成的糖尿病足、眼底视网膜病变等问题，是临床上治疗的难点。我观察到，很多人尽管用降糖药和胰岛素在控制血糖，但是并不能阻止病程的进展。这是为什么？中医是不是能有办法，我们随后在糖尿病病机分析里就会讲到。

2 型糖尿病的成因，是我们吃得更好了吗？

糖尿病的成因大致可以分为遗传因素和环境因素，我们重点来分析临床最常见的 2 型糖尿病的主要病因——环境因素。原因有两大方面，一方面是糖类摄入过多代谢不足导致的血糖过多。通过临床观察发现，以前吃不饱穿不暖时这个病很少见，而现在食物丰富了，我们吃得过多、过好，运动减少，导致糖代谢不足，多余的糖储存在我们的血管里，这是糖尿病的主要原因。另一方面，就是食物本身的因素，我认为这也是糖尿病的重要发病原因之一，我们现在吃的食物其实发生了很大的变化，我们来详细说一下。

我们能够切身感觉到食材的变化，因为我们人体对食物的四气五味是敏感的，但是如果单纯用成分论目前可能就很难解释这种变化了。有一期电视节目，说鸡场鸡蛋和柴鸡蛋化验蛋白质，鸡场鸡蛋的蛋白成分还略高于散养的柴鸡蛋，如果要唯成分论肯定是这样的。但是用这 10 斤鸡场鸡蛋跟你换 10 斤柴鸡蛋，你换吗？实际上我们吃的东西不仅仅是成分，更主要的是气。现代养殖业饲养的很多商品猪，由于生长周期、喂养等原因，它采的气是不够的。过去吃猪肉春天抓一个小猪养一年，到年底杀猪吃特别香，而现在超市买的肉放油少了能糊锅上，香味就不够了，气不够味道就不一样。咱们还拿猪肉举例，猪身上的肉腰条、后臀尖是一个味吗？猪头肉和猪蹄子是一个味吗？口感味道都不一样，因为每个部位采气是不一样的。

为什么"三消分型"根治不了糖尿病？

中医的"消渴"始见于《素问·奇病论》，分为上中下三消：肺热伤津、口渴多饮为上消，用增液汤。胃火炽盛、消谷善饥为中消，用玉女煎。肾不摄水、小便频数为下消，用六味地黄汤。肺燥、胃热、肾虚并见，或有侧重，而成消渴，缺一而不能成此证。考试都是这么回答的，但是这么治疗是好不了的。

首先，消渴不能等同于糖尿病。其次，肺、胃、肾只是人体水液代谢相关的某几个脏腑，是局部视角。高血糖我们关注的是血液中的血糖值，这也是局部视角。高血糖究其本质是什么？我们要从整体视角来看。

思维决定视野，思路决定人生。我们学习的是诊病的思维模式，关键是要知道中医如何看待人体，前面我们谈过人体可按气－血－水－神四个方面去看待。中医治病，要有一种战略高度，"不谋全局者不足谋一域，不谋一域者不足谋一城"，全局就是战略，一域、一城就是战术。盯着血液中的血糖来降血糖值，就是局部视角，所以既不能根治糖尿病，也不能阻止并发症。

胃强脾弱，是糖尿病的核心病机

我们上面已经分析了 2 型糖尿病的成因，一方面是糖类摄入过多代谢不足，导致的血糖升高，另一方面食物采气不足，无法供人体有效利用。人吃进去的食物经过胃、小肠消化吸收后进入大肠，最后排出体外，这是整个过程，人体的消化系统有管腔部分的都归胃管。

《素问·经脉别论》曰："饮入于胃，游溢精气，上输于脾。脾气散精，上归于肺，通调水道，下输膀胱。水精四布，五经并行，合于四时五脏阴阳，揆度以为常也。"图 6-1 是水谷运化的一张图，胃是抢食物的，脾是管分配的，四肢百骸、五脏六腑、大脑都是需要能量的地方。

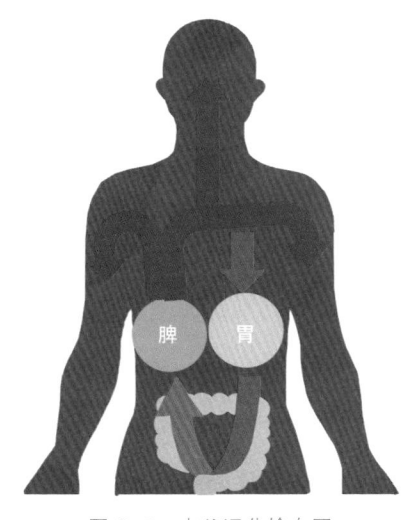

图 6-1　水谷运化输布图

胃负责抢夺食物，把食物里的能量抢过来，抢回来后交给脾。脾是负责运输和分配能量，脑需要的能量很多，就多给脑一些。肺、心、肾、肝以及四肢百骸都需要能量，每个脏腑需要的能量是一样的吗？那绝对是不一样的，肝需要的葡萄糖可能会偏酸一些，心需要的糖会略微苦一些，肺需要的稍微辛辣一些，四肢百骸需要有力量的葡萄糖，这就是中医思维。尽管都是葡萄糖，但是会有细微的差别。

如果胃是正常的，会该抢多少抢多少，不会多抢。如果抢的东西过多，就会导致脾运输不及。还有一种情况，如果胃是正常的，就会把该抢的抢过来，不该抢的不抢，有的食物被转变了，比如基因被更改了，胃就分不清，也抢了回来，但这些东西脾没法吸收。也许只是抢回来的糖，只是在某个羟基或者醛基上发生了细微的变化，用现在的科技手段根本看不出变化，但抢回来的东西是不一样的。以上两种情况，都属于胃强脾弱。

那么问题就来了，即便胃抢回来的东西是正常的，但是数量太多运不走，这些东西存于我们的血液里，血糖就上升了。如果抢夺的东西有问题，不好的东西抢回来了，这些东西也存于血液里，血糖也上升了。大家可以这么理解，比如南方人来北方吃饭，不符合自己的饮食习惯，味道就接受不了。嘴上不想吃，勉强吃点存到身体里也不好受，实际会堆积到局部。五脏也是如此，味道太甜的到了心脏就伤心，不符合五脏需要的糖分，排泄不出去就退回存到血管里，血糖持续升高。

到底是"糖过多"还是"糖不足"

糖尿病患者往往有两方面问题，一是血液里的糖非常多，血糖值很高；二是组织细胞该用糖的地方反倒不足甚至没有，形成各种糖尿病并发症。糖尿病的病机跟高血压近似，高血压是组织缺血，糖尿病是组织缺糖。

为什么会出现这种糖分分布失常的局面呢？一是糖不符合组织细胞的需求，二是运输不过去，要搞清楚原因才能谈治疗。第一种原因我们详细讲过了，为什么组织需要的糖运输不到呢？因为通路被堵住了。我们看图6-2，当我们的肢体四肢或者大脑缺乏能量时，组织细胞需要葡萄糖的时候，会通过神经体液调节，促进胰高血糖素分泌，抑制胰岛素分泌，来升高血糖供给组织细胞。比如去香山公园看红叶，公园好比是组织细胞，乘客好比是血糖，公交线路好比是血糖的通道，通信系统好比是血糖调节系统。香山公园说客流量少，通信告诉公交公司加派班车，公交公司派出几百辆车，把线路都堵路上了，就是乘客过不去。从线路上看，乘客很多，但是能进香山公园的却很少。

现在我们就可以理解，为什么用降糖药控制血糖，却不能阻止糖尿病并发症进展了。比如糖尿病足的人下肢缺糖了，会给下丘脑发送信号，我这儿缺糖了，少分泌些胰岛素，多给我供点糖。

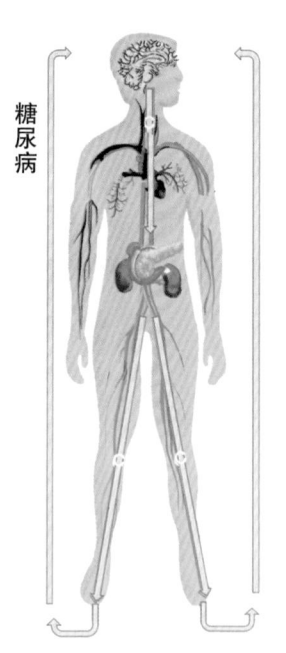

图6-2 糖尿病病机示意图

胰岛素减少分泌，人体血糖就升高了，想要给缺糖的组织去供糖。结果一检测化验，血糖高了，给点降糖药，导致肢体更加缺糖。于是缺糖的组织又给下丘脑反射信号，我这儿糖还不够，还得让胰腺少分泌点胰岛素，给我供糖，结果胰岛素一减少分泌，血糖更高了，这会儿降糖药可能就不管用了，得赶快打胰岛素。你不分泌胰岛素，我给强制打胰岛素，打了胰岛素就生生地把血糖压下去，那样局部组织会更加缺糖。

这时候我们的人体会弃卒保帅，四肢末端尤其是脚部，既然你这么缺糖，那干脆营养也不给你了，结果末端组织就缺糖烂掉了，干巴了，尤其是烂到血管会很痛。糖尿病足导致的溃烂临床怎么治疗？在医院里一般用葡萄糖粉填，中医有验方是用白糖和木耳打粉涂上去，不会感染，高糖下细菌是不会生长的，感染不了。

长期注射胰岛素，胰腺分泌胰岛素就更少了，人总是缺糖的这种循环，下丘脑就发布命令，胰岛 B 细胞干脆就罢工了，西医会说胰岛的功能不行了，让终身注射胰岛素。但终身注射胰岛素也不能阻止并发症的进展，这不是治疗，只能改善化验单指标，对人体没有任何帮助，这种治疗是很让人痛心的。

用整体视角，看糖尿病病机

1. 胃强脾弱　我们前面分析了，高血糖最核心的病机在于胃强脾弱，所以我们根据表现的偏重，大致分为胃强型、脾弱型、胃强脾弱型。脾为什么弱呢？除了脾本脏的原因，还可能是别的脏腑阴阳失衡导致的，肝、脾、肾的关系很密切，临床上可见到脾肾阳虚型、阴虚内热型。

2. 气－血－水－神模型　另外，我们谈到了血糖运输不到细胞组织，以供其所需，这是通路出问题了，我们就可以用"气－血－水－神模型"来分析。水的层面有风寒外束、水饮内停型，还有水饮阻滞、气津不化型。血的层面有阴虚血瘀型。少阳为枢，是气机运转的重要枢纽，厥阴与少阳相表里，所以又有少阳里虚寒型，以及厥阴不利型。

辟谷，清胃热的有效方法

辟谷可使我们的脏器清灵，可以重新恢复和启动有序的运转。健康的人也可以辟谷，选择八节（四个立、四个至），所谓"节"就意味着气血不容易通过，比如关节。八个节也是气血不容易通过的时间，在重症监护室工作的人都知道，每到节气重患者会大批死亡，古人的天文在某种程度上比现在先进，尤其是我在基层工作时就发现病危的人就在节气过不去。

在有条件选择辟谷日期的时候，可以选一个合适的日子启动辟谷，如果患者血糖很高，就不用挑日子了。我在临床感觉 17mmol/L 是个临界值，在 17mmol/L 以下相对安全。包括治疗过程中辟谷血糖反弹到 17mmol/L，如果不再往上走，我们一般都能够控制，超过这个值就要采取多种手段来控制，有的患者会丧失信心而选择注射胰岛素，就不要阻拦患者。这种情况就果断启动辟谷，不要再分日子了，可以辟谷 21 天，效果是最好的。

在患者辟谷期间，医生也要密切关注患者的情况，询问是否按医嘱停降糖药。每天看看患者的印堂，印堂发暗就恢复吃饭，有极个别患者就是不耐受。最少也要隔 2 天让患者来一次，大夫得看看患者的精神状态。如果不辟谷停服西药就很缓慢。毕竟中药吃起来不太方便，如果治疗过程拖得太长，患者就不愿吃中药了，启动辟谷可以给患者节省经济成本，另外能够尽快停掉西药，中间患者还要配合 2 ～ 3 次的辟谷，总计是 3 ～ 4 次。基本上配合的患者都能停掉西药稳定下来，不配合的患者我们也很无奈。

我们一般治疗糖尿病等慢性病都以 3 个月为期，到 3 个月哪怕不好也要停药，让患者自行恢复。不要做矫枉过正的事，让患者自己再纠正一下平衡，歇息一两个月，过一两个月不好再回来继续调理治疗。以前总说胰岛素没有副作用，现在又报道胰岛素有肾损害，已经出现了很多病例，可见胰岛素是有副作用的，我们中药吃一段时间就停了，中药用对了是没有什么副作用的。

在治疗过程中，有的患者会关注餐后血糖，但在我看来餐后血糖没有意义，因为我们每个人脏腑消化吸收的功能强弱都不一样。餐后 2 小时也好，4 小时也好，糖在我们体内的运转过程每个人都不一样，没必要做各项检查，除了导致心理压力过大，也没别的积极意义。

糖尿病分型辨治要点

1. 胃强

症状：消谷善饥（能吃），口干口苦，饮水多，性格急躁，大便干，小便黄，舌淡或者舌红，苔厚，脉数（比正常略快）。

处方：白虎加术汤合大黄黄连泻心汤。

大黄 15g	黄连 15g	黄芩 15g	生石膏 30g
知母 10g	粳米 15g	苍术 15g	炙甘草 6g

吃得太多了，就会在体内存积很多垃圾，最有效的办法是辟谷。经济实惠又有效，但是有将近 1/4 的患者不依从。还有一个办法是胃有热则消谷善积，清胃热，常用白虎加术汤合三黄泻心汤。然后再恢复脾的功能，最后启动辟谷。

2. 脾弱

症状：高血糖日久，长期应用降糖药，或者久用胰岛素，胃强日久引起，脾劳累过度，运化不利，患者神疲乏力，体型虚胖，松弛下坠，食欲可，一般饮水不多，嗜睡，睡不解乏，大便偏稀或者干燥，小便清，舌淡（有时候舌红），苔厚或苔薄白，脉沉弱或虚弱。

处方 1：升阳益胃汤。

人参 10g	白术 10g	生黄芪 15g	黄连 6g
半夏 15g	炙甘草 15g	陈皮 10g	茯苓 15g
泽泻 15g	防风 10g	羌活 15g	独活 15g
柴胡 10g	白芍 10g	大枣 10g	生姜 10g

处方 2：东垣清暑益气汤。

人参 10g	黄芪 15g	当归 10g	白术 15g
苍术 15g	升麻 10g	葛根 10g	泽泻 15g
神曲 10g	麦冬 20g	五味子 6g	青皮 6g
陈皮 6g	黄柏 6g	炙甘草 15g	

处方 3：补中益气汤。

人参 6g	白术 9g	当归 6g	陈皮 6g
生黄芪 15g	升麻 6g	柴胡 6g	炙甘草 6g

注意地域的变化，外感病南北差异很大，内伤病南北差异不大。脾要健，一方面要用辟谷减轻负担，另一方面要扶脾健脾，我常用的升阳益胃汤、东垣清暑益气汤、补中益气汤。论治脾胃东垣是最擅长的，东垣清暑益气汤既能益气清热，又能行水、理气。

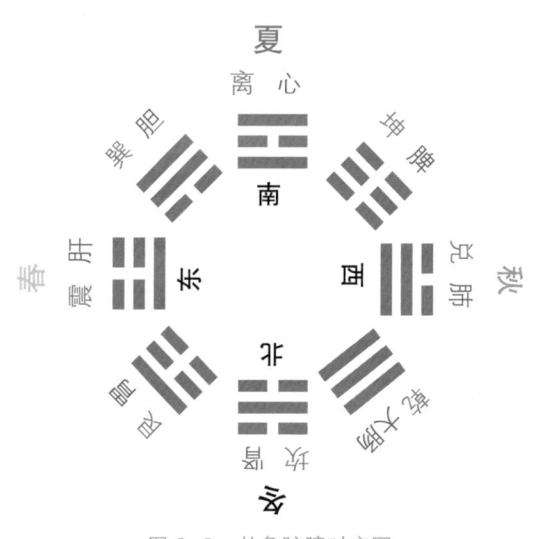

图 6-3 卦象脏腑对应图

东垣清暑益气汤能治疗舌下赤、舌苔白厚，看着好像是有热的情况用它。咱们在内伤模型里讲过，为什么用清暑益气汤能治疗热性疾病？因为清暑益气汤是治疗脾的，气血是按卯酉周天这么运转的，心主火，火的下一个脏器是脾，脾能收湿，万物归土，土生万物，土又藏万物，它把心火藏下来，向下转换，热者寒之，寒者热之。这个说法没有问题，但是应用于临床就有点问题，好多时候下面是冬是寒，而火是心，中间还有一个过程是春，寒者温之更好一些。为什么还多方子用了热药又用寒药，用了寒药又用重镇的药？实际就是转化一下，让它性质温一些。包括用温胆汤治疗一些心脏疾病，原理就在这里，心气虚的可以治胆，一补就好了。我们看图6-3，八卦术数和河图的术数不太一致，用药剂量上更多是用八卦术数，用药味数一般是用河图的术数。八卦术数是乾一，兑二，离三，震四，巽五，坎六，艮七，坤八。而河图的数术体系是三八为朋，四九为友，天一生水，地六成之，我们用这个体系就能知道为什么舌红可以用清暑益气汤。

3. 胃强脾弱

症状：多食易饥，身惰乏力，西医查高血糖，体格较壮，可见多饮，大便偏干，小便多或无异常，舌淡红，苔略厚，脉偏沉。

处方：麻子仁丸合柴胡桂枝干姜汤，或三黄泻心汤合柴胡桂枝干姜汤。

麻子仁 15g	枳实 30g	厚朴 20g	大黄 10g
麻黄 6g	杏仁 10g	白芍 15g	柴胡 24g
桂枝 15g	干姜 6g	黄芩 10g	天花粉 15g
牡蛎 10g			

柴胡桂枝干姜汤也是健脾的，干姜、牡蛎量都不要太大，量要小就是升，量大了就是降，此所谓传方不传量矣。

4. 阴虚血瘀

症状：高血糖日久，体瘦面黑，口干口渴，可有低热，神疲乏力，舌红瘦，或紫暗瘦小，苔白或厚，脉细涩。

处方：益胃汤合活络效灵丹，或玉液汤合活络效灵丹。

| 生山药 30g | 生黄芪 15g | 知母 18g | 生鸡内金 6g（捣细） |
| 葛根 6g | 五味子 9g | 天花粉 9g | 当归 10g |

乳香 10g　　　　没药 10g　　　　丹参 15g

活络效灵丹活的是脏腑的络，五脏六腑都有络脉，脾和胰的血管如果堵塞住了，脾工作就不行了。阴虚的人一般都体瘦，因为每个细胞都脱水了，别的症状有的不明显，善诊者查色按脉先别阴阳。现在这个证型见得少了，以前的农村这个类型特别多，得了糖尿病拖了很多年会出现这个证型。现在城市人们健康意识提高了，一般到不了这个程度了。

5. 阴虚内热

症状：年轻人多见，急速消瘦，口干口渴，多饮多尿，起病急剧，病情加重较快，舌红瘦，脉细数。

处方：一贯煎加减。

生地黄 15g　　　北沙参 15g　　　当归 10g　　　枸杞子 10g

麦冬 15g　　　　川楝子 6g

这个属于西医的 1 型糖尿病，一贯煎是 1 型糖尿病的基础方。但是由于我治疗的病例数不多，大家有比较信任大夫的患者可以试着用，很多都能逆转过来。

6. 风寒外束，水饮内停

症状：高血糖，口渴多饮，饮不解渴（化不了津液），畏寒怕冷，肌肉酸痛（年久风寒蓄积体内），可伴见咳嗽喘促，痰多如泡，或稀白痰，舌淡，苔白，脉弦紧或迟。

处方：小青龙汤。

桂枝 10g　　　　白芍 10g　　　　麻黄 6 ~ 10g　　　干姜 10g

细辛 10g　　　　半夏 10g　　　　五味子 10g　　　炙甘草 10g

早年有个患者是治疗喘证，我用了小青龙汤还顺便把他的糖尿病给治好了，开始还觉得很奇怪，小青龙怎么治疗糖尿病呢？后来发现这类型的患者还不少，就对应这个病机，没有一点问题。风寒外束，水饮内停的这类糖尿病，发病往往和生活习惯有关，吹空调（地铁口风很大），吃水果，喝凉水多，虚邪贼风很容易就进入体内。

7. 水饮阻滞，气津不化

症状：高血糖，体胖虚浮，口干口渴，饮不解渴，头面眼睑浮肿，或咳嗽，或心悸，或头晕，或肠鸣腹泻，或小便不利，舌淡，苔水润，脉弦。

处方：神效五苓散。

茯苓皮 30g	白术 10g	泽泻 15g	猪苓 10g
桂枝 10g	半夏 10g	枳实 10g	厚朴 20g
陈皮 20g	木香 20g	木通 6g	甘草 6g

8. 脾肾阳虚

症状：畏寒怕冷，神疲乏力，气短动则加重，身体处于松懈状态，可有身痛，腿痛膝盖痛，手足冷，大便稀或者便秘（寒主收引，大肠一寒就不蠕动了），多眠睡，小便清，脉沉弱。

处方：四逆加人参汤。

附子 30g	干姜 30g	炙甘草 45g	人参 30g（火之数）

9. 厥阴不利

症状：主症见口干口渴，烧心反酸，食欲差，夜间 2～3 点醒，腿怕凉或腿痛，脉沉。

《伤寒论》第 326 条："厥阴之为病，消渴，气上撞心，心中疼热，饥而不欲食，食则吐蛔，下之利不止。"

《伤寒论》第 147 条："伤寒五六日，已发热而复下之，胸胁满微结，小便不利，渴而不呕，但头汗出，往来寒热，心烦者，此为未解也，柴胡桂枝干姜汤主之。"

《金匮要略·疟病》附方（三）："柴胡桂姜汤方治疟寒多，微有热，或但寒不热，服一剂如神效。"

为什么柴胡桂枝干姜汤放在这里？有人说柴胡桂枝干姜汤也是治疗厥阴不利的，我的体系里这个还是治疗少阳的，厥阴不利可以治少阳，两个是表里关系。比如有一家人欠你钱了，你可以跟这家老公要钱，也可以跟媳妇要，谁给你都算还钱了，它们是表里脏、夫妻脏。乌梅丸往往在高血糖治疗的某个阶段会用到，但过了这个阶段就改选其他法。

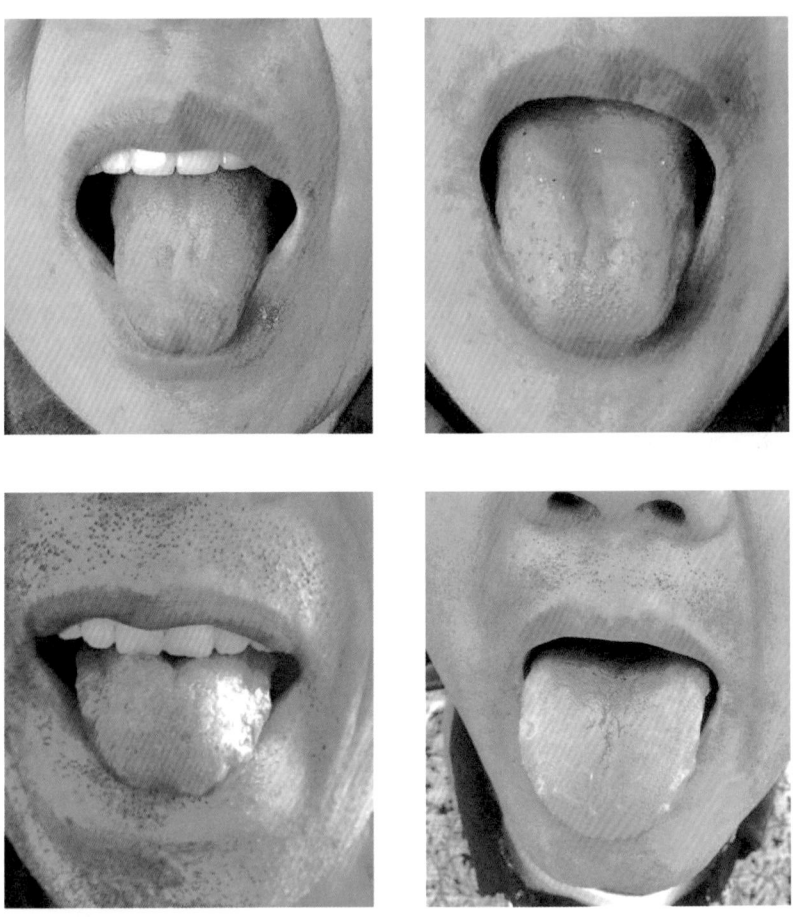

图 6-4　乌梅丸的常见舌象

图 6-4 是乌梅丸的舌象，有时我用乌梅丸就看下舌象，问问晚上醒不醒，脉象就是沉，不管别的症状。我用乌梅丸是原方原量的比例。可以选用原方 1/2 或者 1/3 的量，把比例缩小。这样的患者一般病程日久，上下哪儿都难受，又寒又热的，病在上者取之下，病在下者取之上，病在旁者中取之，上下同病调中焦。乌梅丸就是上下同病调中焦，还有半夏泻心汤也是上下同病，有的患者腿疼用乌头、附子都不好，用半夏泻心汤就好了，也符合脾主肌肉四肢的理论。

10. 少阳里虚寒

症状：高血糖，口干口苦，胁下胀满，大便稀或者干燥。

处方：柴胡桂枝干姜汤。

| 柴胡 15g | 黄芩 10g | 桂枝 15g | 干姜 6g |
| 天花粉 15g | 牡蛎 10g | 炙甘草 6g | |

病案实战

病例 1　治疗期间感冒，血糖反弹

刘某，男，47 岁。

高血糖，空腹血糖 17mmol/L，医院要求注射胰岛素口服降糖药，患者拒绝接受（因为患者一家都来我这里治疗），来我门诊。刻下症：乏力，口干口渴，多饮水，食欲好。大便调，小便利。舌质软，舌下赤，舌上白厚苔，脉虚数黏滞（糖尿病的脉象给人的感觉很不爽利，黏滞）。

【中医诊断】消渴——脾弱。

【处方】东垣清暑益气汤。

人参 10g	黄芪 15g	当归 10g	白术 15g
苍术 15g	升麻 10g	葛根 10g	泽泻 15g
神曲 10g	麦冬 20g	五味子 6g	青皮 6g
陈皮 6g	黄柏 6g	炙甘草 15g	

7 剂，水煎服，日 3 次

【医嘱】辟谷 7 天。

为什么刚生病没有定义为胃强，直接定义脾弱了？实际患者有胃强的症状，但是第一诊时舌质软，证明患者已经有阴伤了，所以方药主要解决脾弱的问题，我们用辟谷的手段来治疗胃强的问题。这个患者依从性很好，按要求进行辟谷。

二诊：空腹血糖 5.6mmol/L。乏力减轻，口干口渴减轻。大便调，小便利。舌红，苔变薄一些，脉虚黏。效不更方，原方继续服用 14 剂。

三诊：患者出差受凉感冒，自行服用感冒药，输液后缓解，现身痛，咳嗽，稀痰，口干口渴，夜尿 3 ~ 4 次，舌苔白，脉弦紧。空腹血糖 10mmol/L。

【处方】

桂枝 10g	白芍 10g	麻黄 10g	干姜 10g
细辛 6g	半夏 10g	五味子 6g	炙甘草 6g
石膏 30g			

7 剂，水煎服，日 3 次

果断转换思路，外有身痛，就是外有风寒；身痛，咳嗽，稀痰，就是里面有痰饮、水饮；口干口渴是津液不足，小青龙汤的或见证里就有，夜尿 3 ~ 4 次是水液气化不利的表现。选用小青龙汤治疗，因为怕药太热，伤寒日久，伤于寒者化为热，所以加了 30g 石膏散热。这里不能加粳米，加了粳米就比较麻烦，这个药就会变成寒性的。

四诊：口干口渴减轻，空腹血糖 8mmol/L 左右。咳嗽减轻，咳痰减少。舌淡红，苔变薄，脉沉。

五诊、六诊：处方同上，一直用小青龙汤。

七诊：空腹血糖降至 5mmol/L 左右，口干愈，血压 130/70mmHg（之前血压偏高，现在已经正常），余证消除，舌淡脉虚，以四君子汤善后。

【处方】

人参 6g	白术 12g	茯苓 15g	炙甘草 6g

前后调理 3 个月而愈，其间患者还经历了 21 天的辟谷。这个患者好了以后，

就把他姐姐介绍来了，也就是下面的病例2。

病例2　治这个患者，换了五个方

刘某，女，56岁。

空腹血糖24mmol/L，注射胰岛素，口服二甲双胍血糖不降。高血压，血压170/120mmHg左右，口服降压药效果不明显。患者面黑，体胖，浑身憋胀；能食难消化，身痛，下肢水肿，按之凹陷；大便不畅，量少，次数多，小便一天一次，只能挤出几滴（西医基本就是无尿状态），色黄。西医查不出原因，经她弟弟介绍来我门诊。舌胖大，苔厚，脉沉黏滞。

【中医诊断】消渴——腑气不畅，气机阻滞。

【处方】厚朴七物汤加味。

厚朴60g	枳实30g	大黄60g	芒硝20g（后下）
桂枝30g	炙甘草20g	生姜10g	大枣10g
槟榔30g	泽泻15g	茯苓15g	猪苓10g

7剂，水煎服

分析一下症状，身痛就是有表证；大便不畅、量少、次数多，证明患者腑气是不降的；小便一天一次，只能挤出几滴也是腑气不降。这种情况下诊断为腑气不降，厚朴七物汤加些利水药，加槟榔是习惯用法，又能理气又能利水。

二诊：身痛、憋胀感略减。大便稍通畅，小便少，色深黄，上方继续服用一周。启动辟谷。停用降糖药、胰岛素、降压药。

服60g大黄后大便稍通畅，不是泻，因为腑气不通面积比较大。这个患者依从性好，让停服西药就停了，而有的患者我苦口婆心地劝说让停药就是不停。

三诊：血糖已降至12～13mmol/L。全身憋胀感减轻，浮肿减轻。大便干，但已经通畅。小便量极少，能尿出一股而不是几滴了，色深黄。血压仍偏高，150/110mmHg。舌淡胖，脉沉弱无力黏糊。

这个血糖是停服了所有降糖药，并停打胰岛素的情况下的数值。西医看这个数值还是不行，但是患者很满意，吃了那么多药都不行，现在都不打胰岛素也不吃药了，患者自己感觉舒服了很多。三诊转化思路，用了东垣清暑益气汤，一般厚朴七物汤一般都用两诊，它是一个攻邪的方子，有杀伐之气，久攻伤人的气血。

四诊：血糖已降至 9.6mmol/L。全身憋胀感减轻，浮肿减轻。大便干，但已经通畅。小便量极少，色深黄。血压高，150/95mmHg。舌淡胖，脉沉弱无力黏糊。

【处方】

人参 10g	黄芪 15g	当归 10g	白术 15g
苍术 15g	升麻 10g	葛根 10g	泽泻 15g
神曲 10g	麦冬 20g	五味子 6g	青皮 6g
陈皮 6g	黄柏 6g	炙甘草 15g	

10 剂，水煎服，日 3 次

五诊：浮肿减轻，血糖降至 8mmol/L 左右。小便 24 小时 100 毫升，色深黄。血压已经降至正常。上方继续服用 10 天。

患者特别高兴，以前没有什么尿，现在能尿这么多。这样平和的方子才能反复久服。像大柴胡汤、大小承气汤、厚朴七物汤，一般都只用两诊，有的就一诊后就不会再用了，就会转换一下变为柔和的手段，我们也要防止医疗风险。

六诊：血糖 5.3mmol/L，血压 140/80mmHg。大便不畅，腹胀；后背痛，腿轻度浮肿，乏力，小便少；舌淡脉虚。

【处方】

黄芪 15g	人参 10g	白术 10g	黄连 6g
半夏 15g	炙甘草 15g	陈皮 20g	茯苓 15g
泽泻 15g	防风 10g	羌活 15g	独活 15g
柴胡 10g	白芍 10g	大枣 10g	生姜 10g
厚朴 20g	枳壳 20g		

10 剂，水煎服，日 3 次

把清暑益气汤改为升阳益胃汤，以前不敢升是因为血压太高，现在血压正常了，人整体状态已经发生了非常大的变化，水饮消除了，大便已经通了，该降得降了，此时就可以升清阳。因为大便不畅、腹胀，加了厚朴和枳壳。

厚朴这个药它量大就是降气的，量小就是通阳的，比如张锡纯振中汤、曲直汤，厚朴的量就是 3 ~ 6g 治疗胳膊疼腿疼的，包括心脏病厚朴就用 10g。李东垣是擅用风药的老人，擅用防风、羌活、独活、柴胡，用这些药治疗脾胃。他有个理论叫"离照当空"，我们这个时候升阳，用羌独活一散，也除它的风湿，这个人的身痛就消失了。

七诊：患者身痛消失，浮肿减轻；流黄鼻涕（这个人一升阳就上火了），口干口渴；大便干，但是小便量大，已经接近常人。舌淡红，苔略厚，脉略弦数。

【处方】

柴胡 24g	大黄 10g	枳实 30g	半夏 15g
白芍 30g	大枣 10g	生姜 10g	生石膏 30g
知母 15g	粳米 15g	人参 10g	

10 剂，水煎服，日 3 次

水一下去，阳气升上来，就上火了。如果早升恐怕会很麻烦，这个可能就升得偏早一些，但是我们也无法把控得那么精细，于是赶紧调换方子，转换思路，用大柴胡汤合白虎加人参汤。

八诊：血压、血糖正常；晨起口苦，大便偏干；眼屎多；舌略红，苔白，脉弦数。

【处方】

龙胆草 6g	栀子 6g	黄芩 6g	柴胡 6g
生地黄 10g	车前子 6g	泽泻 6g	木通 4g
甘草 6g	当归 6g		

10 剂，水煎服，日 3 次

肝开窍于目，晨起口苦，肝火上炎出现了，也可能是患者的邪气去掉了，其身体恢复正常运转的一个过程。所以用小剂量的龙胆泻肝汤干预了一下，然后停药恢复。后随访血糖在正常范围，尿量如常人。

病例 3　失眠、高血糖、高血压、水肿，怎么治？

郭某，女，41 岁。

高血糖、高血压 6 年，现服用降糖药、降压药控制。刻下症：体胖怕冷，后背痛。失眠，每天只能睡三四个小时，多梦。腿浮肿。舌下瘀，舌暗，苔白厚，脉右寸浮大黏手（这个比较特殊，一般是右关脉多见）。

【中医诊断】消渴——脾肾阳虚（神气失于潜镇）。

【处方】四逆汤加味。

干姜 30g	附子 30g	炙甘草 45g	肉桂 20g
龙骨 30g	牡蛎 30g	磁石 30g	枳实 30g
薤白 30g			

7 剂，水煎服，日 3 次

【医嘱】辟谷，停服所有降糖药、降压药。

一般胖人多是阳虚，阳虚才能产生水湿，有的减肥机构就让大家别吃饭，每天两个西红柿、两根黄瓜，越减越胖。用的四逆汤加枳实、薤白、肉桂，有回阳饮的意思，加上安神潜镇三味。

二诊：停止服用西药后，血压 130/75mmHg，空腹血糖 7.8mmol/L。睡眠好，不做梦了，后背痛减轻。舌质暗，苔白略厚，脉沉。上方继续服用一周。

三诊：空腹血糖 8mmol/L，月经后感觉头胀，测血压 130/100mmHg，睡眠好，后背不痛。舌淡暗，苔白，脉沉细偏黏。

【处方】

枳实 30g	薤白 30g	桂枝 45g	厚朴 10g
瓜蒌 15g	半夏 15g	当归 10g	白芍 15g
菟丝子 30g			

7 剂，水煎服，日 2 次

之前辟谷，现在没有辟谷，血糖反弹到 8mmol/L。为什么月经后会出现头胀？血走了一部分，潜纳不住阳气，阳气冲上去，血压就高了。为什么没有用知柏地黄法？本身阳虚，还有刚月经过后，女子怕凉，需要暖养，所以只加了当归、白芍养血，加了菟丝子填肾精，就收纳住了浮阳，没有必要总是动用硬手段。

四诊：血压 130/90mmHg，头仍然胀。

【处方】

九节菖蒲 0.6g　　　独活 0.8g　　　　公英 0.1g　　　　瓜蒌仁 0.2g

7 剂，水煎服，日 2 次

这个用的是小小方的头方，畅通公转，让人体气血前后循环，调节子午周天的。公转大于自转，我们经常用药是调节自转——卯酉周天的。小小方是调节公转的，地球也是一样，自转力量小于公转，公转力量远远大于自转，所以它用量非常小，但是效果很好。但这是个独立的医学体系，有独立的理论支撑。

五诊：服上方头胀立愈。

六诊：上方继续服用 1 周。

七诊：空腹血糖 6 ~ 7mmol/L，下肢浮肿，舌淡，苔薄，脉弦。

【处方】

茯苓皮 30g　　　陈皮 20g　　　　生姜皮 30g　　　大腹皮 15g

桑白皮 20g　　　麻黄 6g　　　　　猪苓 10g　　　　泽泻 15g

7 剂，水煎服，日 3 次

用了五皮饮，也可以用五苓散，但是水太厉害的时候，上半身水肿发其汗，下肢水肿利小便，五皮饮利小便的作用大于五苓散，所以这里用五皮饮。加了麻黄宣肺气，开鬼门，提壶揭盖法，把盖揭一下，再倒水，加了猪苓、泽泻加强利水作用。

八诊：下肢浮肿稍减，原方继续服用一周。

九诊：晨起后上午腿已经不浮肿，体重减轻 20 斤，空腹血糖 6mmol/L，下午腿浮肿，口略干，舌淡，苔薄，脉弦。

【处方】

柴胡 15g　　　黄芩 10g　　　　桂枝 15g　　　干姜 6g

牡蛎 10g　　　天花粉 15g　　　茯苓皮 30g　　桑白皮 20g

陈皮 20g　　　　　　大腹皮 15g

7 剂，水煎服，日 3 次

患者特别高兴，瘦了 20 斤。但利水的方子也不要久用，要及时换掉，选用柴桂姜加五皮饮。善后调理 3 个月而愈。

病例 4　阳虚型的高血压合并高血糖

张某，女，53 岁。（病例 2 刘某姐姐的朋友，经介绍来的）

患者高血压、高血糖 6 年。口服二甲双胍缓释片、阿卡波糖降血糖，厄贝沙坦氢氯噻嗪片降血压。患者面色暗滞，神疲；饮食、二便调；舌淡暗，苔白，脉黏滞。西医检查：胆囊炎、胆结石、甲状腺结节、乳腺囊肿。

【中医诊断】消渴——阳虚。

【处方】四逆汤合枳实薤白桂枝汤加味。

枳实 30g　　　　薤白 30g　　　　桂枝 45g　　　　厚朴 20g

瓜蒌 30g　　　　半夏 15g　　　　干姜 30g　　　　炮附子 30g

炙甘草 15g　　　龙骨 30g　　　　牡蛎 30g

7 剂，水煎服，日 3 次

【医嘱】辟谷，停服所有西药。

二诊：空腹血糖 5.7mmol/L，血压正常。右侧肢体偶尔发麻。舌淡，苔薄白，脉黏滞。

【处方】

枳实 30g　　　　薤白 30g　　　　桂枝 45g　　　　厚朴 20g

瓜蒌 30g　　　　半夏 15g　　　　干姜 30g　　　　炮附子 30g

炙甘草 15g　　　龙骨 30g　　　　牡蛎 30g　　　　黄芪 30g

7 剂，水煎服，日 3 次

右侧肢体发麻是为什么？临床观察"气虚则麻，血虚则木"，麻和木怎么分别？麻是不摸什么物体都麻丝丝的感觉，木是捏一张纸感觉很厚。所以原方基础上加了黄芪补气。

三诊：空腹血糖7.3mmol/L。右半身麻木减轻，穿高领衣服则颈部有勒紧感。

【处方】

柴胡 20g	黄芩 10g	天花粉 15g	桂枝 15g
干姜 6g	牡蛎 15g	炙甘草 6g	枳实 30g
薤白 30g	厚朴 20g	浙贝母 10g	夏枯草 15g

10 剂，水煎服，日 3 次

处方调整为柴胡桂枝干姜汤合枳实薤白桂枝汤，加了浙贝母、夏枯草软坚散结。

四诊：早上空腹血糖7.3mmol/L，中午餐前血糖5.6mmol/L，穿高领衣服颈部勒紧感消失，舌淡脉沉弦。上方继续服用10剂。

五诊：空腹血糖6.7mmol/L，血压正常，乳腺囊肿、甲状腺结节变小。舌淡，脉沉弦。

【处方】

柴胡 20g	黄芩 10g	天花粉 15g	桂枝 15g
干姜 6g	牡蛎 15g	炙甘草 6g	枳实 30g
薤白 30g	厚朴 10g	浙贝母 10g	夏枯草 15g

10 剂，水煎服，日 3 次

现在这些年甲状腺结节越来越多，中年女性很多人都有。我们临床治疗过甲状腺结节很大的，治疗起来一两诊就没有了，就像一团气一样一下就消失了。

六诊：空腹血糖稳定在6.2～6.7mmol/L，血压117/77mmHg。大便干，余无不适。舌淡，苔薄白，脉弦。

【处方】

柴胡 20g	黄芩 10g	天花粉 15g	桂枝 15g
干姜 6g	牡蛎 15g	炙甘草 6g	枳实 30g
薤白 30g	厚朴 20g	大黄 20g	麻子仁 15g
杏仁 10g	白芍 15g		

10 剂，水煎服，日 3 次

大便干了，就用治疗胃强脾弱的方子，柴桂姜加麻子仁丸，一个治胃强，一个治脾弱，用这个方子善后，善后调理胃强脾弱，随访血糖稳定。麻子仁丸是治疗脾约的，脾被胃约住了，用柴桂姜升脾胃的阳气。

病例 5　运用东垣清暑益气汤，看舌下

李某，男，46 岁。

高血糖 10 年，每天服用二甲双胍缓释片，空腹血糖 12mmol/L。口干口渴，能食口臭。大便少，尿黄。舌红，舌上白苔，脉偏数黏糊。

【中医诊断】消渴——胃强。

【处方】泻心汤合白虎加术汤。

| 大黄 15g | 黄连 15g | 黄芩 15g | 生石膏 30g |
| 知母 30g | 粳米 15g | 苍术 15g | 甘草 6g |

7 剂，水煎服，日 3 次

【医嘱】停服西药，辟谷 7 天。

二诊：空腹血糖 5.5mmol/L，口干口渴减轻，大便畅通，日一次，小便黄，舌质变软，苔白偏厚，脉弱偏黏。原方继续吃 7 剂（一般攻法的方子都用到两诊，除非极特殊情况下才会继续往下用）。

三诊：空腹血糖 5mmol/L，口干稍减，口渴减轻（口干是口腔中水分较少，口渴是想要饮水的感觉）。舌下赤，舌质软，苔白略厚，脉虚黏。

【处方】

人参 10g	黄芪 15g	当归 10g	白术 15g
苍术 15g	升麻 10g	葛根 10g	泽泻 15g
神曲 10g	麦冬 20g	五味子 6g	青皮 6g
陈皮 6g	黄柏 6g	炙甘草 15g	

7 剂，水煎服，日 3 次

启动健脾法还是很稳妥的，即便出现医疗风险，药都是补药，以前皇宫里御

医就爱开补药。东垣清暑益气汤，先看舌一般偏软的，舌下红的，舌苔白的。

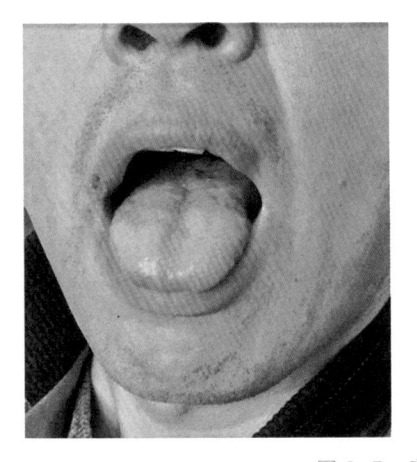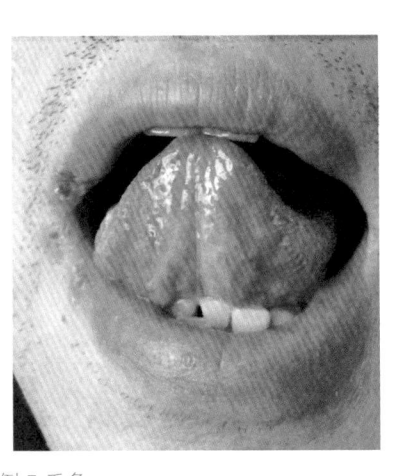

图 6-5　病例 5 舌象

四诊：空腹血糖稳定在 5.5 ～ 5.7mmol/L，有一天晚上饮酒，第二天空腹血糖 12mmol/L，隔日又恢复至 5.7mmol/L。东垣清暑益气汤继续服用一周。

五诊：空腹血糖 5.5mmol/L 左右，继续用上方善后治疗。

病例 6　运用乌梅丸，抓住关键指征

张某，女，68 岁。

西医确诊糖尿病，注射胰岛素、口服降糖药控制血糖，效果不佳，刻下症：面色青黄，暗滞，体态微胖，口唇干裂，口干口苦，烧心反酸，食欲差，大便稀，小便黄，膝盖冷痛，舌尖红中裂，苔白厚，脉沉弦。

【中医诊断】消渴——厥阴不利。

【处方】乌梅丸。

乌梅 24g	细辛 10g	桂枝 10g	黄连 24g
黄柏 15g	当归 10g	人参 10g	川椒 6g
干姜 24g	炮附子 15g	吴茱萸 15g	

7 剂，水煎服，日 3 次

【医嘱】停用所有西药。

一般我这儿的患者没有什么好治的，好的时候不来找我们治病。什么情况下加吴茱萸？面青黄，青为肝之色，是应用吴茱萸的唯一指征，用左金丸什么的肯定不好用，没有这种脸色用上肯定效果不好。

二诊：脸色好转（用吴茱萸脸青的很快就好转，吴茱萸是入肝破结的），头晕头昏减轻。口干口苦减轻，烧心反酸减轻。大便干，小便黄。舌尖红，苔白，脉弦。

【处方】

乌梅 24g	细辛 10g	桂枝 10g	黄连 24g
黄柏 15g	当归 10g	人参 10g	川椒 6g
干姜 24g	炮附子 15g	吴茱萸 10g	

7 剂，水煎服，日 3 次

三诊：空腹血糖已降至 6.5mmol/L。头晕减轻，烧心反酸继续减轻，口干口苦减轻。大便已经成型，小便偏黄。舌淡红，苔白，脉略弦。

【处方】

柴胡 20g	黄芩 10g	天花粉 15g	桂枝 15g
干姜 6g	牡蛎 15g	炙甘草 6g	

15 剂，水煎服，日 3 次

厥阴不利治少阳，治少阳用柴胡桂枝干姜汤。

病例 7　治消渴，用到了升水和收水

李某，女，13 岁。

突然多食、多饮、多尿，消瘦，口干渴。在某医院检查，确诊为 1 型糖尿病，要注射胰岛素，家属恐惧，寻求中医治疗。小便一天 10 ~ 12 次，尿量多。舌偏小，色红，苔薄白，脉细数。血糖 17mmol/L。

【中医诊断】消渴——阴虚火旺证。

【处方】一贯煎。

生地黄 15g	北沙参 10g	当归 10g	枸杞子 10g
麦冬 10g	川楝子 6g		

7 剂，水煎服，日 3 次

这个才能真正诊断为消渴病，阴虚火旺证。用"救火二法"。

二诊：口干口渴减轻，饮水减少。体重稳定，食量略减，饥饿感减轻。尿量减少，次数减少。舌红瘦，脉偏数。

【处方】

生地黄 15g	北沙参 10g	当归 10g	枸杞子 10g
麦冬 10g	川楝子 6g	天花粉 10g	

20 剂，水煎服，日 3 次

三诊：血糖 9mmol/L，口干口渴减轻明显，体重增加 2 斤。小便减少，白天 5 ~ 6 次。舌淡红，苔薄白，脉细。

【处方】

生地黄 15g	北沙参 10g	当归 10g	枸杞子 10g
麦冬 10g	川楝子 6g	天花粉 10g	葛根 9g

20 剂，水煎服，日 3 次

葛根有提水作用，从涌泉提到头顶，只有葛根有这个作用。人脚底有个涌泉穴，跟大自然一样，水只有在地底下深部才有，把水提到上面就要用到葛根。

四诊：血糖 5 ~ 6mmol/L 之间，口干口渴消失。食量适度，体重增加 1 斤。多尿已无。舌淡红，脉和缓。

【处方】

生地黄 15g	北沙参 10g	当归 10g	枸杞子 10g
麦冬 10g	川楝子 6g	天花粉 10g	葛根 9g
五味子 3g			

30 剂，水煎服，日 2 次

随访血糖稳定。

加五味子收一下，加每个药，在什么时候加，都是有一定道理的。这个病例是 1 型糖尿病，虽然平时能见到这样的病例不多，但是我们不要恐惧，觉得 1 型糖尿病就是不治之症，终身打胰岛素。

病例 8　补泻兼施，交替调方

詹某，男，38 岁。

高血糖 5 年，某医院建议服用降糖药，患者恐惧不能停药和副作用，寻求中医治疗。既往空腹血糖 15mmol/L（一直没吃药）。刻下症：患者体胖能食，头痛，口干口苦，口渴多饮，饮不解渴；大便干，小便黄；舌质偏红，舌体胖大，苔白，脉数。西医检查：尿蛋白 ++。

【中医诊断】消渴——胃强脾弱证。

【处方】泻心汤合白虎加术汤，与东垣清暑益气汤交替服用。

大黄 15g	黄连 15g	黄芩 15g	生石膏 30g
知母 10g	粳米 15g	山药 15g	苍术 15g
甘草 6g			

7 剂，水煎服，日 3 次

【医嘱】建议辟谷。

辟谷没有严格执行，患者不听话，说饿一点就受不了。

二诊：空腹血糖 12mmol/L。体胖能食，头痛未作。口干口苦减轻，口渴多饮减轻。大便偏干，小便黄。舌质偏红，舌体胖大舌，苔白，脉数。

【处方】

大黄 15g	黄连 15g	黄芩 15g	生石膏 30g
知母 10g	粳米 15g	山药 15g	苍术 15g
甘草 6g			

7 剂，水煎服，日 3 次

【医嘱】建议辟谷（还是没有辟谷）。

三诊：空腹血糖 12mmol/L，体胖能食，头痛未作。口干口苦减轻，口渴多饮减轻。大便已经不干，小便仍黄。舌质偏红，舌体胖大，舌苔白，脉虚数。

【处方】

人参 10g	黄芪 15g	当归 10g	白术 15g
苍术 15g	升麻 10g	葛根 10g	泽泻 15g
神曲 10g	麦冬 20g	五味子 6g	青皮 6g
陈皮 6g	黄柏 6g	炙甘草 15g	

7 剂，水煎服，日 3 次

四诊：空腹血糖 8.2mmol/L，口干口渴明显减轻。大便调，小便淡黄。舌偏红，苔白，脉略数。

【处方】

人参 10g	黄芪 15g	当归 10g	白术 15g
苍术 15g	升麻 10g	葛根 10g	泽泻 15g
神曲 10g	麦冬 20g	五味子 6g	青皮 6g
陈皮 6g	黄柏 6g	炙甘草 15g	

7 剂，水煎服，日 3 次

因妻子生育，遂停药。

五诊：间隔 6 个月后，患者空腹血糖 10 ～ 11mmol/L。口渴，体胖，大便略干，小便黄。舌偏红，脉略数。

【处方】

大黄 15g	黄连 15g	黄芩 15g	生石膏 30g
知母 10g	粳米 15g	山药 15g	苍术 15g
甘草 6g			

7 剂，水煎服，日 3 次

【医嘱】建议辟谷。

六诊：患者空腹血糖 10 ～ 11mmol/L，口渴减轻。强烈建议其辟谷。

【处方】

大黄 15g	黄连 15g	黄芩 15g	生石膏 30g

| 知母 10g | 粳米 15g | 山药 15g | 苍术 15g |
| 甘草 6g | | | |

7 剂，水煎服，日 3 次

七诊：辟谷 7 天后，空腹血糖 4.0 ～ 6.7mmol/L，体重下降 20 斤，神清气爽。

【处方】

大黄 15g	黄连 15g	黄芩 15g	生石膏 30g
知母 10g	粳米 15g	山药 15g	苍术 15g
甘草 6g	人参 20g		

7 剂，水煎服，日 3 次

随访：空腹血糖 5.0 ～ 6.5mmol/L。

患者说如果早知道辟谷好这么快，早就辟谷了。我说早就告诉你了，你不听话啊。这个人口干口渴比较严重，热比较盛，胃强得更厉害，一般的情况就用白虎加人参汤。

病例 9　运用神效五苓散，关键看舌苔

孟某，男，60 岁。

突发口渴多饮，饮不解渴，小便量大、次数多。来我门诊，建议测血糖。患者去某医院查为高血糖，建议注射胰岛素，口服降糖药，服药后空腹血糖 22mmol/L。转而去用某保健品（患者说吃中药贵，买保健品一个月 4000 元多就不觉得贵了，这样的患者很多），不仅降糖也没有效果，而且出现腰痛，转回我门诊。刻下症：患者体胖，面浮肢肿。口渴多饮，饮不解渴。小便频多。舌淡胖有齿痕，苔白水滑，脉弦。

【中医诊断】消渴——水饮阻滞。

【处方】神效五苓散。

| 茯苓皮 30g | 白术 10g | 泽泻 15g | 猪苓 10g |
| 桂枝 10g | 半夏 10g | 枳实 10g | 厚朴 20g |

陈皮 20g   木香 20g   木通 6g   甘草 6g

7 剂，水煎服，日 3 次

二诊：口渴多饮明显减轻。小便次数减少，小便量减少。空腹血糖 17.3mmol/L。原方继续服用 5 周。

随访：空腹血糖 6 ～ 6.9mmol/L，口干口渴愈，小便正常，遂停药。

尝思用药如用兵。善用兵者必深知将士之能力，而后可用之以制敌；善用药者亦必深知药性之能力，而后能用之以治病。

——张锡纯《医学衷中参西录》

好多学中医的人，去了就要跟老师抄方，我反对这么学习中医，也学不成。因为你连药性都不熟悉，川芎长什么样都不知道，黄连长什么样都不知道，怎么指挥它们？用药如用兵，比如突然战争起来了，上级命令给你一个师的兵力去打仗，你是打仗还是送死去了？肯定是送死去了，都不知道哪个兵能干什么。我们脑子里没有药物的形象概念，所以指挥它也不会听你的。所以学中医还是传统学习方法好，先去认药，过去还有炮药、切药。我们现在没有这些过程，但是起码去药房认一下药，闻一闻、尝一尝，看看药的性味归经，体会一下，再去用什么药干什么，这样效果就会好得很多。

在汉代的时候枳实、枳壳就不太区分，仔细看《伤寒论》都是枳实去瓤，在药房工作过的都知道，现在枳实跟杏核差不多大，去瓤怎么去啊，可见汉代的枳实就是现在的枳壳，枳壳为什么去瓤，这肯定有玄机的。现在的药房里用枳壳都不去瓤，全是整果切碎了来的，怎么办？我就让我药房的用箩筛一筛瓤就掉了。我们个体诊所是自己管理药房的，可以细致地做一下，包括虻虫去足翅，就让工作人员去一下，有锅的加热一下处理一下就没了。古人这样做有很多道理，有的说取掉足翅后吃药眼睛不花，有足翅就容易花眼。

干个体的同行，也要重点关注中药质量的问题。我门诊的饮片质量都要最好的，一点儿不好我都不要，我有三家供货商，每家我给三次犯错误的机会，如果犯错了就不再合作了。有一次有个厂家的乌梢蛇出问题了，他们的乌梢蛇做得很有意思，南方爱吃蛇肉，把肉吃了骨头放在里面，然后一包起来粘点猪的小肠，一晒干了盘成盘，很棒，蛇头、身子、尾都是全的。大家回去一切，如果肉像柴火丝一样基本都是真的，如果扒拉扒拉看肉能掉下来，就肯定掺假了。

第七章

咳嗽

治咳嗽，慎用镇咳剂

中国幅员辽阔，地域差异很大，要讲起治疗咳嗽就很难涵盖到全国，但即便是这样也要讲，因为咳嗽在临床中太常见了。大家重点领悟思路、方法，再根据当地的气候、人文、体质等不同而辨证施治，在此不要胶柱鼓瑟。还有具体方药和剂量等问题，比如在北方麻黄用得多一些，在南方苏叶、佩兰用得多一些，地域不同就有差异。

咳嗽是一种呼吸道常见症状，由于气管、支气管黏膜或胸膜受炎症、异物、物理或化学性刺激引起咳嗽。咳嗽的动作表现先是肋间肌放松，膈肌下沉，声门关闭，肋间肌收缩，膈肌上移，肺内压升高，然后声门突然张开，肺内空气喷射而出，通常伴随声音。为什么强调咳嗽的动作呢？咳嗽是一种保护性反应，具有清除呼吸道异物、分泌物、炎性反应物的作用。但如果咳嗽严重到影响了正常的工作和生活，是需要治疗的。有的患者由急性咳嗽转为慢性咳嗽，常给患者带来很大的痛苦，不能说因为咳嗽是保护性反应就不治疗了。

治疗咳嗽不能不问原因，一味地镇咳，如果这样治疗，呼吸道的炎性分泌物就出不来了，就会沉积在里面。人体又会启动第二个保护反应，人体会分泌一些肉芽组织向炎性组织里生长，逐渐变成肺纤维化，所以有的疾病是临床上治出来的，比如哮喘、间质性肺炎、肺纤维化等有可能是治疗失当造成的。我们中医治疗要采取人性化的方法，如果受寒了就是解表散寒止咳，受风热了就辛凉解表镇咳，有痰可以化痰止咳，我们采取伤害小，又能治疗疾病的方式。

肺气不宣则咳，肺气不降则喘

在《素问·咳论》说："黄帝问曰：肺之令人咳，何也？岐伯对曰：五脏六腑皆令人咳，非独肺也。"我们如何从整体的角度，立足气机去理解呢？

人体的两肺左右各一，肺在胸腔里，左肺还挨着心脏，底下是膈肌，膈肌下是肝、肠等脏器。我们先聚焦到肺来看，人正常时保持一个适当的体积，人的体表面积是很大的，如果人体体表感受了风寒邪气，寒主收引，感受风寒时一收缩，会给肺脏一个无形的压力，如果肺感受到压力了，肺会主动抵抗它，这个动作就是咳，中医理论讲肺主皮毛，这是一致的。如果外感之邪是风热，风热之邪不是从皮肤而来，而是从口鼻而入，热胀冷缩，热从口鼻进入肺腔，肺就要胀，感觉空间不够的话，还是要咳。所以，这两种咳的治法是不一样的。邪从体表来的，我们要发表散寒，宣肺止咳。邪从口鼻来的，要辛凉解表，肃肺止咳。

另外，我们再看肺脏周围的脏腑。离肺最近的是心脏，如果是心脏肥大或者体循环不好而导致心脏膨大，压迫了肺之后也会咳嗽。如果肝脏、胃、肠等腹腔内的脏器体积发生了改变，比如大便不通，肠道体积就增大了，腹腔压力增大了往上顶就是膈肌，膈肌上面就是肺，就可能导致肺气不降，导致喘。肺气不宣则咳，肺气不降则喘，所以我们治疗喘用了很多行胃气降腑气的方子，原理就是这样。喘证我们在下一章会讲到，这里我们先有一个原理上的理解。

外感内伤，探咳嗽病机

我们在前两章已经讲过外感病和内伤病的思维模型了，先把咳嗽分为外感咳嗽和内伤咳嗽。

1. 外感咳嗽　外感咳嗽临床最常见的是三种，风寒咳嗽、风热咳嗽和是湿瘟咳嗽。湿瘟咳嗽的"瘟"本来想用"温"，但是最后还是用了"瘟"这个字，因为这个咳嗽一般具有流行性。一般是流行性的热感冒或者叫时疫感冒，被过量输液之后变成了湿瘟。

2.内伤咳嗽 按照内伤模型，分为气、血、水、神四方面，肺主一身之气，所以着眼在肺脏，分为肺寒和肺热。咳嗽最直接的病机是肺气不利，所以我们重点关注气机。之前我们讲过了，气病分为气虚、气陷、气滞和气化失司。气病的层面，结合我的临床经验，最常见的是少阳枢机不利和气虚邪恋型的。咳嗽现在一般不分开而论，"咳"主要和气机不利相关，"嗽"主要和水液代谢相关，痰湿、水饮属于气－血－水－神模型中的"水病"，我们主要讲痰湿咳嗽、水饮咳嗽，以及外寒内饮咳嗽。

3.其他情况 根据不同人群的体质特点，我们再补充几种常见的情况，比如小儿常见的食积咳嗽和阳明经热咳嗽，还有一种是妊娠咳嗽，也就是子嗽。接下来，我们就一一详细展开。

咳嗽分型辨治要点

1.风寒咳嗽

症状：主要表现为咳嗽咳痰，痰稀薄白，咽痒。常伴鼻塞，流清涕，喷嚏频频，恶寒头痛，肢节酸痛，流清涕，或有发热等。舌苔薄白，脉浮紧。

治法：疏风散寒，宣肺止咳。

处方：止嗽散、杏苏散、麻黄知母汤、通宣理肺丸（中成药）。

（1）止嗽散

药物组成：桔梗（炒）、荆芥、紫菀（蒸）、百部（蒸）、白前（蒸），各两斤，甘草（炒）12两，陈皮（水洗去白）一斤，共为末。每服3钱，开水调下，食后临卧服。

止嗽散出自《医学心悟》，是清代程钟龄积30年治咳经验之总结。此方汤剂效果不怎么样，只有用散剂效果特别好。书中述可治诸般咳嗽，初感风寒，生姜汤调下（我临床都是姜汤冲服的）。程氏在论述此方时写道："盖肺体属金，畏火者也，过热则咳；金性刚燥，恶冷者也，过寒亦咳。且肺为娇脏，攻击之剂既不任受，而外主皮毛，最易受邪，不行表散则邪气留连而不解……本方温润和平，不寒不热，既无攻击过当之虞，大有启门驱贼之势。是以客邪易散，肺气安宁。"

（2）杏苏散

这个药可能南方的学员用得比较多，这个还可以简化，就用苏叶、桔梗、杏仁三味药，治疗咳嗽也不错。还有四味药的苏叶、桔梗、杏仁、陈皮，我更倾向于这个四味药的更好用一些。原方出自《温病条辨》，原书未注用量，按照常用剂量如下：

苏叶 9g	杏仁 9g	半夏 9g	茯苓 9g
前胡 9g	陈皮 6g	桔梗 6g	枳壳 6g
甘草 3g	生姜 3 片	大枣 3 枚	

（3）麻黄知母汤

麻黄 10g	桂枝尖 10g	炙甘草 6g	杏仁 10g
知母 10g			

1～2 剂（一剂知，二剂已）。

（4）通宣理肺丸

紫苏叶 6g	黄芩 10g	枳壳 10g	杏仁 10g
陈皮 10g	桔梗 10g	茯苓 15g	前胡 10g
麻黄 6g	法半夏 10g	甘草 6g	

开做汤剂也有效，使用汤剂不方便的可选成药通宣理肺丸。

2. 风热咳嗽

症状：临床主要表现为咳嗽、咳黄痰或白黏痰，伴有口干、咽痛、便秘、尿赤、身热或伴有喘息等症状，舌质红、苔薄黄或黄腻、少津、脉滑数或细数。

虽然这么写，但是风热咳嗽的在临床上流清涕的很多，黄痰、黏痰不一定有，临床很多人生病并不典型。风热咳嗽从舌好辨证，患者舌质不一定是红的，但总有舌乳头突出几个红点就是风热。或者用排除法，不是风寒就是风热。

治法：疏风散热，肃肺止咳。

处方 1：桑菊饮。

桑叶 10g	菊花 10g	杏仁 10g	连翘 15g
薄荷 6g	苦桔梗 10g	甘草 6g	苇根 15g

临床如果除了咳嗽，没有别的症状，桑菊饮还是非常好用的，但是临床一般都有兼夹症。若患者周身都是风热之象，可选用银翘散、麻杏石甘汤。

处方 2：银翘散合麻杏石甘汤。

金银花 30g	连翘 15g	苦桔梗 10g	薄荷 6g
竹叶 6g	荆芥穗 6g	淡豆豉 10g	牛蒡子 10g
芦根 30g	玄参 15g	麻黄 6g	杏仁 10g
生石膏 30g	生甘草 6g		

治风热咳嗽的桑菊饮用于仅有风热咳嗽的，我一般用银翘散和麻杏石甘汤合方。处方 2 是我常用的，可能跟我的性格有关，我爱动用雷霆手段，不爱优柔寡断的。银翘散合麻杏石甘汤这张方子对感冒、发烧、咳嗽尤其好用，有的人说原方里没有芦根，但是芦根煎汤；还有人说原方里没有玄参，但是书后面的方子凡是说到银翘散里都有玄参。热淫于内，治以咸寒，佐以苦甘。这个方子里没有一个咸寒的药，只有玄参咸，所以我推测应该是有玄参的，加上玄参效果会更好。

中成药：羚羊清肺丸、羚翘解毒丸、蛇胆川贝液。

用汤药不方便的话可以用成药，但是没有汤药效果那么快，"汤者荡也，丸者缓也，散者散也"。

3. 湿瘟咳嗽

症状：咳嗽有痰，发热、身热不扬，头痛而重、身重而痛，口苦，胸痞，尿黄而短。舌质红，舌苔黄腻，脉濡数。

治法：内利外清，宣肺止咳。

处方：甘露消毒丹合升降散。

白豆蔻 10g	藿香 10g	滑石 10g	绵茵陈 10g

淡黄芩 10g	石菖蒲 10g	川贝母 6g	木通 6g
连翘 15g	射干 10g	薄荷叶 6g	白僵蚕 10g
全蝉蜕 6g	姜黄 10g	川大黄 10g	

这种咳嗽是怎么来的，冬伤于寒，伏于体内，春必温病，就会出现这种温，但主要是一个风热的感冒，然后经过各种各样的失治误治，比如中医用滋阴止咳药后产生了湿，西医予输液结果就形成这种连湿带温的咳嗽。在咳嗽的变证里，尤其感冒后几天，就会出现这种咳嗽，尤其北京地区因为过度治疗，这个证型反倒特别多见。甘露消毒丹这个方子，北京东直门医院的张立山老师那里有一个课题，就专门研究这个方子治疗咳嗽，大家如果有兴趣可以向张老师请教。

4. 痰湿咳嗽

症状：咳嗽痰多，病程较久，体型多胖，身重，大便黏，小便利，舌淡胖苔白腻，脉滑，或者沉滑。

治法：燥湿理气，化痰止咳。

处方：二陈汤、半夏厚朴汤、三子养亲汤合葶苈大枣泻肺汤。

半夏 15g	厚朴 10g	橘红 20g	茯苓 15g
炙甘草 6g	紫苏子 12g	莱菔子 15g	白芥子 10g
葶苈子 20g	生姜 10g	大枣 10g	

这些方子即使合方，药也不太多，因为痰很难治，痰生怪病。痰湿咳嗽用苍附导痰汤或者三子养亲汤都可以。

5. 肺寒咳嗽

症状：咳嗽，痰稀白，畏寒怕冷，手足不温，受凉易感冒，舌淡，苔白，脉紧。

治法：温肺散寒。

处方：苓甘五味姜辛汤加味（苓甘五味姜辛夏杏汤）。

| 茯苓 30g | 炙甘草 10g | 五味子 6g | 干姜 10g |
| 细辛 6g | 姜半夏 15g | 杏仁 10g | |

6. 肺热咳嗽

症状：痰液黏稠黄色、不易咳出。可伴见咽喉痛，鼻流黄涕，舌红，苔黄，脉数。

治法：清热解毒，化痰止咳。

处方：泻白散合瓜蒌牛蒡汤，中成药选择清肺抑火丸。

地骨皮 20g	桑白皮 20g	甘草 6g	瓜蒌 30g
牛蒡子 10g	天花粉 15g	黄芩 10g	山栀子 10g
金银花 30g	连翘 15g	皂角刺 10g	青皮 6g
陈皮 6g	柴胡 10g		

儿童可根据年龄加减。这里的瓜蒌牛蒡汤可能很多人不太熟悉，大家可以查一下，非常好用，还可以用来治疗急性乳腺炎。急性乳腺炎还有一个更好用的方子——竹叶石膏汤，高烧、乳房红肿痛剧，基本上一剂就好。

7. 水饮咳嗽

症状：咳嗽，稀水样痰，可伴见头晕，恶心呕吐，肠鸣腹泻，心慌心悸，小便不利等症。

治法：理气利水。

处方：苓桂术甘汤，五苓散，神效五苓散加杏仁或者麻黄。

神效五苓散加杏仁如下：

茯苓皮 30g	生白术 10g	泽泻 15g	猪苓 10g
桂枝 10g	厚朴 20g	陈皮 20g	枳实 10g
清半夏 10g	木香 20g	木通 6g	甘草 6g
杏仁 10g			

水饮主要从伴见症上找，我曾经治过水饮发烧的，发烧四十多天不好，越输液越烧，最后我们一看是水饮，用神效五苓散就好了。形寒冷饮则伤肺，我们现在"形寒"很常见，很多人尤其女性穿衣服又薄又少。喝冷饮，吃冰箱里的雪糕、冰淇淋，冬天吃西瓜，去医院输液等都是"冷饮"。所以水饮证很多见。

8. 外寒内饮

症状：咳嗽，恶寒身痛，咳稀白痰或者泡沫痰（特点是吐痰在痰盂里一会儿就变成水了，很容易辨认）。可见于老慢支（老年慢性支气管炎）、肺气肿等老年病患者感受风寒后，或者小孩子、年轻人风寒感冒后输液引起。

治法：外散表寒，内化寒饮。

处方：小青龙汤加味。

麻黄 6g	芍药 10g	干姜 10g	桂枝 10g
细辛 6g	五味子 6g	半夏 10g	炙甘草 6g

这种类型咳嗽非常常见，尤其现在过敏性咳嗽属这种的很多。这种类型咳嗽病程都比较长，咳嗽容易反复，符合我们少阳往来寒热的往来，我们一般都是小青龙汤合小柴胡汤，怕化热可以佐一些石膏。

9. 少阳枢机不利咳嗽

症状：咳嗽数日以上，表情默默，食欲差。舌苔厚，脉弦。

治法：和解少阳，通达肺气。

处方：小柴胡汤，柴胡桂枝汤，柴胡桂枝干姜汤，柴苓汤（小柴胡汤合五苓散）。

家传自拟方如下：

柴胡 24g	黄芩 10g	半夏 15g	人参 10g
生地黄 10g	知母 10g	陈皮 20g	厚朴 20g
木通 6g	车前子 10g	炙甘草 6g	大枣 10g
生姜 10g			

一般的咳嗽，六七天以后，都可考虑疏解少阳气机来治疗。少阳枢机不利是小柴胡汤类方，如果偏寒一些，大便稀或者干，可以用柴胡桂枝汤，单纯心下支节，按哪儿都呃逆的可以用柴胡桂枝汤，柴胡桂枝汤和柴胡桂枝干姜汤一定要区分开。小柴胡汤的舌苔一般是舌偏红，舌苔一般是厚的。有的单小柴胡汤就可以，和解少阳气机，疏解肺气。有的需要用柴胡桂枝汤，有的用柴胡桂枝干姜

汤，有的用柴苓汤，根据患者的情况酌情选用。另外，上面的那个方子是我的家传自拟方，就是我爷爷那辈就习惯用这个方子，我父亲也爱用，我用效果也不错，寒热平调。

10. 气虚邪恋咳嗽

症状：咳嗽日久，面色苍白，面浮身重，气短，胃痛，后背痛，反复感冒，舌淡，苔白，脉虚。

治法：扶正祛邪。

处方：升阳益胃汤。

黄芪 15g	半夏 15g	人参 10g	白术 10g
黄连 6g	炙甘草 15g	陈皮 10g	茯苓 15g
泽泻 15g	防风 10g	羌活 15g	独活 15g
柴胡 10g	白芍 10g	生姜 10g	大枣 10g

这种属于慢性咳嗽，正气虚，邪气还没走。这种小柴胡汤的咳嗽和升阳益胃汤的咳嗽，临床很多见。以上是我习惯使用的剂量，大家可以根据地域加减，南方可以减减量，东北、西北地区可以加一加量，中原地区这个剂量就很好用。

升阳益胃汤出自《内外伤辨惑论》："此汤主治脾胃虚弱、怠惰嗜卧；时值秋燥令行，湿热方退，体重节痛，口苦舌干，心不思食，食不知味，大便不调，小便频数；兼见肺病，洒淅恶寒，惨惨不乐，乃阳气不升也。"最常见的一种情况是，老年人阳气衰，脾胃虚弱，还经常伴有"老慢支"等呼吸系统疾病，当这样的老人感冒了，又见他蜷卧在床上等这些症状，就会要用到此方，我们这里展开讲一下升阳益胃汤。

◎升阳益胃汤可治疗的疾病

呼吸疾病：反反复复总不好的感冒、咳嗽。

消化疾病：胃脘痛（萎缩性胃炎、浅表性胃炎、胃溃疡）、慢性腹泻、溃疡性结肠炎、慢性胆囊炎等。

内分泌、代谢疾病：2型糖尿病等。

妇科疾病：带下病、子宫下垂、月经过多等。

◎**如何应用升阳益胃汤？见到什么情况能应用呢？**

（1）面色苍白或虚浮。

（2）眼睑浮肿，面带水瘢。

（3）胃腹疼痛或不适。

（4）后背肩胛缝痛，或者腰背痛。

（5）下垂性病症。

这五大主症一定要记住，看见图7-1这样的脸型特征，有这些症状，确诊后就用这个方子。原方原量就应用有效，不分地域的南北东西都有效。

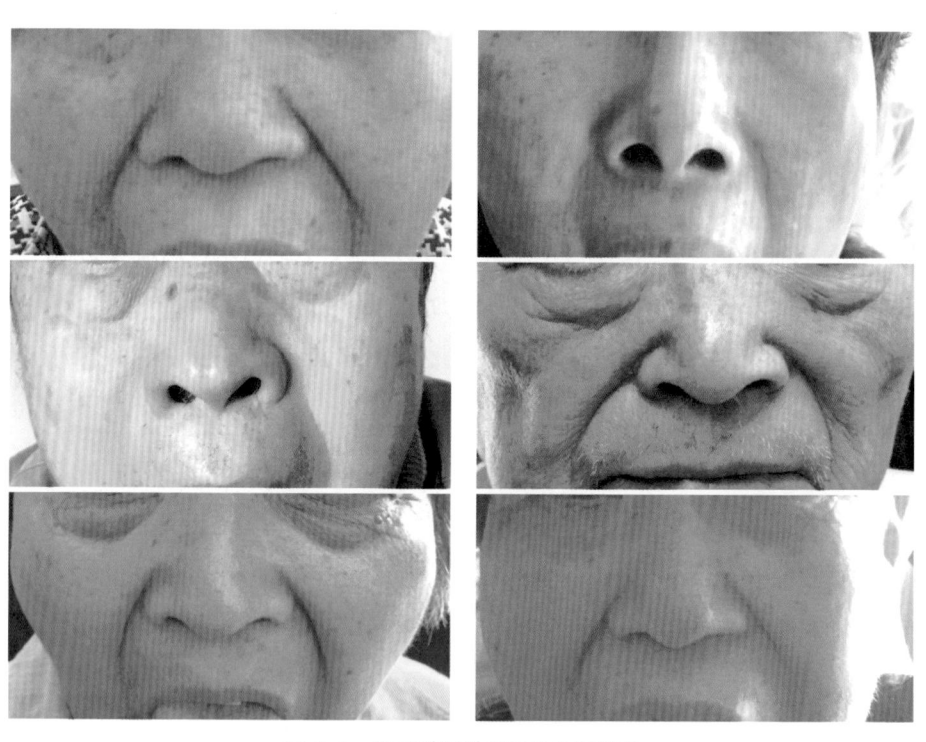

图7-1　适用升阳益胃汤的面部特征

11. 阳明经热咳嗽

症状：咳嗽，痰黄，鼻腔干燥结痂，黄涕满鼻腔。舌尖乳头红，苔白厚，脉滑数。

治法：清解郁热。

处方：葛根芩连汤加味。

葛根 30g	黄芩 10g	黄连 6g	白芍 10g
杏仁 10g	炙甘草 6g		

北方很常见，这种一般小儿更多见，患儿来到门诊，一看脸也干巴巴的，抬头张嘴看嗓子，实际我们主要不是看嗓子，而是看鼻腔，如果鼻腔很脏，或者下鼻甲很红，无疑就用这张方子，非常好用。为什么说阳明经热呢？不说肺热？肺开窍于鼻，阳明经走行就在鼻两侧，葛根芩连汤用来清阳明经郁热，葛根往上调水，疏通经络，芩、连一清。加白芍酸甘化阴，热清了阴不足，所以白芍收一下。甘草可以用生或者炙都可以。杏仁的作用方向是从里向外推，就能把黄鼻涕推出来。

12. 食积咳嗽

症状：咳嗽，小儿多见，舌苔厚浊，指纹暗滞，脉滑。

治法：消食化积，佐以止咳。

处方：保和丸加杏仁。

焦山楂 10g	姜半夏 10g	茯苓 10g	神曲 10g
陈皮 10g	连翘 10g	炒莱菔子 10g	杏仁 10g

现在孩子比较少，很多长辈都照看着一个孩子，大家轮流给喂好吃的，导致孩子食积非常多见，用这个方子效果很好，包括食积发烧。有时可酌情加点荆芥、防风。

13. 妊娠咳嗽（子嗽）

症状：怀孕后咳嗽，咳嗽剧烈，百药不效。

治法：安胎止咳。

处方1：偏寒者，杏苏散加桑寄生、菟丝子。

苏叶 10g	半夏 10g	茯苓 10g	前胡 10g
苦桔梗 10g	枳壳 10g	陈皮 10g	杏仁 10g
桑寄生 10g	菟丝子 10g	炙甘草 6g	生姜 10g
大枣 10g			

处方2：偏热者，当归散加菟丝子、杏仁。

当归 10g	黄芩 10g	芍药 10g	川芎 10g
白术 5g	菟丝子 10g	杏仁 10g	

这种类型的咳嗽很麻烦，现在孕妇一般都不配合用药，也不敢用药，由于医患关系也不好，医生也不敢用，万一生下孩子有唇腭裂等问题，埋怨医生怎么办？所以我们只给亲人朋友这些彼此信任的人开。

为什么妊娠咳嗽要展示在这里，怀孕了咳嗽谁是主，谁是客？怀孕是主，胎儿是主，无论中医西医，安胎是第一要位，辅助少量咳嗽药，杏苏散也好，里面的紫苏叶就能安胎，换成紫苏梗理气安胎效果会更好，止咳就是一点点杏仁或者前胡。当归散里黄芩也能安胎，剂量就轻轻的一点点，也很安全。

治咳嗽没思路时的可试之方

处方1：四季通用止咳汤。

白前 10g	前胡 10g	荆芥 6g	防风 10g
浙贝母 10g	桔梗 10g	连翘 10g	芦根 15g
炙甘草 10g			

这是岳美中先生的方子，但是原方没有剂量，所以我临床摸索按这个剂量大部分有效，什么情况下应用呢？脑子里没思路的时候，分不清寒热之类的，可以直接开，或者配点止嗽散就会有效。

处方 2：润肺止咳汤。

沙参 15g   杏仁 10g   山药 15g   牛蒡子 10g

桔梗 10g   枳壳 10g

此方一开一阖，一补一泄，一升一降。润肺止咳汤是偏燥一些，沙参是补，杏仁是泻肺气的，从里往外推，牛蒡子一开山药一阖，桔梗一升枳壳一降。原理特别好，符合肺一开一阖的功能，效果还是特别好的。

讲了这么多分型和处方，临床遇到咳嗽，我们可以套用一下，还有方证对应疗法，比如慢性咳嗽，咳而脉浮者——厚朴麻黄汤；脉沉者——泽漆汤等。

治疗小儿咳嗽，外治是好办法

治疗咳嗽还有外治法，比如刮痧、拔罐、艾灸、外涂、药垫等。这些外治法都很有效，尤其刮痧、拔罐治疗小儿咳嗽缓解很快。外涂法有老师讲过，把药用水调匀刷在前胸后背上，第二天起来就好了。还有药垫疗法，我们把药加工成粉，孩子喂药不进去，把药粉撒在小褥子上，孩子在上面睡一晚上，也能好。我们皮肤不是封闭的，而是时刻都在和外界交换能量，我们要训练毛孔呼吸。太小的孩子不方便吃药的可以药浴，还有经方肚脐贴敷，有时比口服药物还要快，都是很多老师用过好用的办法。

灌肠这个方法是我反对的，口是吃的，肛门是排的，这是正常顺序，不要倒行逆施。肛门给药刺激了直肠的黏膜，一次两次无所谓，机体会自己调节，时间长了导致黏膜水肿。我写这些可能有同仁持不同意见，但我个人还是觉得这种疗法尽量少用。还有雾化疗法，呼吸道给药，我觉得还是尽可能少用，因为不知道将来会发生什么。比如 20 世纪 80 年代的主流抗生素就是四环素，有炎症都吃，吃几年后发现牙不行了，后来问了骨科大夫，说不止是牙，连骨都伤害了，所以后来这个药淘汰了。

中医博大精深，本书只谈药不谈其他的疗法，偶尔穿插针灸。我们很多外治法包括中医的手术非常有效，但失传了，在此不再提了。那么，现在中医的外治法一定要发掘、发挥出来，尤其是干个体的有这个空间可以发挥，在公立医院的中医可能受限得比较多。中医就是服务于人民的，再高大上的研究也不能离开服务人民这个原点。所以我个人认为大学本科毕业的学生最好去偏远地区待两三年，当地百姓一般都很朴实，把你当救命的菩萨，以命相托，你可以治到急重症，现在到城市了反而治得少了。

病案实战

病例 1 停止输液咳嗽反复

徐某，男，16 岁。

患者剧烈咳嗽 10 天，无发热，西医诊断为肺炎，输注抗生素（2 次 / 天，输了 9 天）。咳嗽略减轻，停止输液，口服阿奇霉素分散片。现咳嗽再次加剧，影响睡眠，孩子妈妈带到我这里治疗。（咳嗽分为两种，寒性咳嗽声音发紧，风热咳嗽声音剧烈还急促，火性炎上。有时候听咳嗽的声音也能知道用什么方子，咳嗽是呛咳的感觉。）刻下症：咳嗽剧烈，少痰，痰很少，能吐出；食欲可；大便干燥，小便利。舌略红，苔中后部偏厚，脉浮数。

【中医诊断】咳嗽——风热犯肺。

【处方】银翘散合麻杏石甘汤。

金银花 30g	连翘 15g	淡竹叶 6g	荆芥 6g
牛蒡子 10g	薄荷 6g	桔梗 10g	芦根 30g
麻黄 6g	杏仁 10g	生石膏 30g	炙甘草 6g
玄参 15g			

3 剂，水煎服，日 3 次

二诊：咳嗽减轻，已经能够入睡，唇干；大便已经通畅（没有刻意通大便但大便也通畅了，因为用麻杏石甘降了阳明）。舌苔厚，脉略弦。

【处方】银翘散合小柴胡汤（伤寒和温病方也可以用在一起。一般小柴胡汤的舌头都是舌根部略厚）。

金银花 30g	连翘 10g	淡竹叶 6g	荆芥穗 6g
牛蒡子 10g	薄荷 6g	桔梗 10g	芦根 30g
柴胡 12g	黄芩 10g	半夏 10g	党参 10g
炙甘草 6g			

3 剂，水煎服，日 3 次

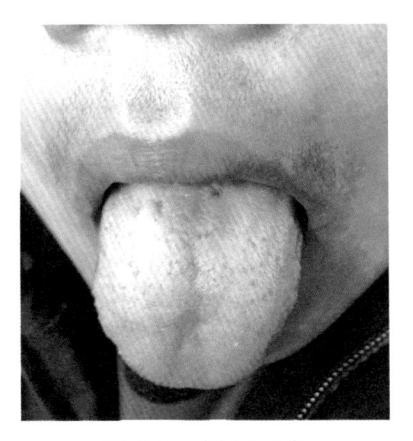

图 7-2　病例 1 舌象

病例 2　阳明经热咳嗽，要抓典型症状

闫某，男，11 岁。

咳嗽感冒反复发作。鼻流黄浊涕，鼻子内部结痂。伴见头痛，前额（阳明经所过之处）痛为主。舌红，苔略厚，脉沉偏数。

【中医诊断】咳嗽——阳明经热盛。

【处方】葛根芩连汤加味。

葛根 30g	黄芩 10g	黄连 6g	白芍 10g
杏仁 10g	炙甘草 6g		

15 剂，水煎服，日 2 次

二诊：咳嗽痊愈。鼻子内结痂消失，黄涕偶见。舌淡红，苔薄白，脉滑。原方继续服用 15 剂而愈。有时候会配合一下小柴胡汤。

病例 3　反复感冒咳嗽，考虑什么方？

王某，女，11 岁。

咳嗽少痰 2 个月余。每年进入秋冬季即咳嗽，数月不愈，反复感冒。体型瘦弱，面色惨白（面色白得跟纸一样，即东垣老人说的"面色惨惨不乐"）。饮食差，二便调。舌淡，苔薄白，脉沉弱。

【中医诊断】咳嗽——正虚邪恋。

【处方】升阳益胃汤。

黄芪 15g	半夏 15g	人参 10g	白术 10g
黄连 6g	炙甘草 15g	陈皮 10g	茯苓 15g
泽泻 15g	防风 10g	羌活 15g	独活 15g
柴胡 10g	白芍 10g	生姜 10g	大枣 10g

7 剂，水煎服，日 3 次

复诊：咳嗽愈，食欲好，面色好转，舌淡，苔薄白，脉虚。原方继续调理 2 周。

随访：入冬未再咳嗽，也很少感冒了。

此案用升阳益胃汤提高了患者的抵抗力和免疫力，用小柴胡汤治疗慢性咳嗽，所以孩子就能很少感冒生病，健康生长了。

病例 4　增强抵抗力，还有哪些方？

王某，女，65 岁。

反复咳嗽、感冒，输液治疗效果不好。面色暗黄，食欲不好，情绪低落。大便偏干，小便清。舌淡，苔厚，脉弦。

【中医诊断】少阳枢机不利。

【处方】小柴胡汤。

柴胡 24g	黄芩 10g	半夏 15g	人参 10g

炙甘草 6g   大枣 10g   生姜 10g

7 剂，水煎服

一年以后来门诊调理，说自从吃了上次中药，一年多没感冒，这次来调理一下。小柴胡汤是一个增强抵抗力的方子，包括柴胡桂枝干姜汤、桂枝汤、小建中汤等。

病例 5　治咳善后法，培土生金

张某，男，10 岁。

患儿反复感冒咳嗽，每个月只有半个月在家或者学校，其他半个月在医院。本次感冒咳嗽，输液 12 天，咳嗽依旧，来我门诊。刻下症：咳嗽声低微，低热 37.8℃。面色苍白，体弱；食少，口不渴；大便偏干，小便淡黄。舌淡，苔薄白，脉虚。

【中医诊断】咳嗽——正虚邪恋。

【处方】升阳益胃汤。

黄芪 15g   半夏 15g   人参 10g   白术 10g

黄连 6g   炙甘草 15g   陈皮 10g   茯苓 15g

泽泻 15g   防风 10g   羌活 15g   独活 15g

柴胡 10g   白芍 10g   生姜 10g   大枣 10g

7 剂，水煎服，日 3 次

复诊：咳嗽愈。面色好转，食欲好。舌淡，苔白，脉虚。

【处方】

党参 20g   茯苓 15g   白术 10g   白扁豆 10g

陈皮 10g   莲子 15g   山药 15g   砂仁 6g

炒薏苡仁 15g   桔梗 10g   炙甘草 6g   大枣 10g

7 剂，水煎服，日 3 次

善后疗法：参苓白术法，肺病要调脾胃，土能生金。用别的方法善后不太合适，用香砂六君还勉强。

病例 6　甘露消毒丹的舌象特征

刘某，男，4 岁。

咳嗽发热 9 天，在医院输液 9 天，高热不退，咳嗽不缓解，来我门诊。而且这个孩子一发热就容易抽，但是这次发热到 40℃也没抽。刻下症：体温 40.2℃，咳嗽阵作，食欲差，大便干。舌红，苔白厚，脉滑数。

【中医诊断】咳嗽——湿瘟型。

【处方】甘露消毒丹合升降散。

白豆蔻 6g	藿香 6g	滑石粉 6g	绵茵陈 6g
淡黄芩 6g	石菖蒲 6g	川贝母 6g	木通 3g
连翘 9g	射干 6g	薄荷叶 3g	白僵蚕 6g
全蝉蜕 3g	姜黄 6g	川大黄 6g	

3 剂，水煎服，日 3 次

看孩子的舌头图 7-3，也是甘露消毒丹的舌头，看舌乳头表面里面的郁热在里面闷着，厚腻苔是因为输了液遇热这么一蒸形成了湿，是湿热蕴结。就是这样的舌头，看见就用。

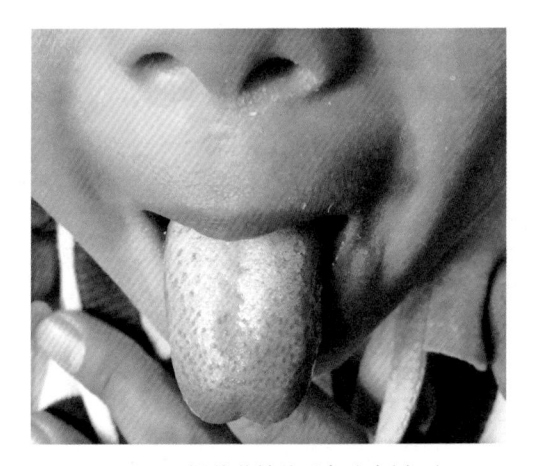

图 7-3　湿热蕴结的舌象（病例 6）

我临床上仔细观察小儿高热惊厥，很多都是退热过急引起的。我举个例子大家就好理解了。我小时候生活在农村，我母亲贴棒子面饽饽，大锅里面放一点水，不能放多了，棒子面贴在水上沿，底下烧着火。有时候火旺了水就烧干了，锅烧红了，有经验的妇女是打开锅盖加点热水，然后锅就好了，没有经验的比如我那时候就浇了凉水，锅一下炸了。那时候炸一口锅很糟糕的，锅不好买也没钱买。高烧也一样，比如在脑门上贴退热贴；用激素，激素的退热作用相当于给人浇凉水；还有的患者发热夹冰袋，自己发烧夹两个试试，感觉特别爽。实际这种惊厥大部分都是因为退热过急，突然一激。尤其高烧的孩子用地塞米松，特别容易惊厥，这是治出来的问题，但是患者浑然不知，觉得发烧高了就要抽，就要去医院。这需要我们大夫心中有定见，逐步去教育患者。

病案 7　治疗妊娠咳嗽，一定要慎重

有个患者，怀孕 7 个月，面红目赤，燥扰不宁，反酸烧心受不了，晚上还不能睡觉。我一开始说我不能治啊，但后来跟患者聊聊天，觉得患者是心地很善良的人，我就给她开了泻心汤。吃完患者很快就安静了，我开了两剂患者感觉特别舒服，服药后又能睡觉了，人也安静了。这就是患者信任度的问题了，也一直很困扰我。干医疗一定要会看人，有的患者即便是病能治，但人不能治，我们也不会治，驾驭不了这样的患者。

赠　语

医者，书不熟则理不明，理不明则识不精。临证游移，漫无定见，药证不合，难以奏效。

——吴谦等《医宗金鉴·凡例》

做医首先要明其理，了解人体的生理、药物的机理、处方的原理，只有把理弄明了，临证才不会游移，不会看哪个处方都像。我们用方一定要是很坚定的。

古人的书很多时候一句话就会让人反复玩味，含义非常深广，所以读书要养成一个习惯，要读书中的含义，不要纠结于书中文字的错误，我们要把注意力放在主要思想上。比如我们治疗咳喘，就用到了很多古人的方子。《内外伤辨惑论》和《脾胃论》书很薄，古人写书就是如此，张仲景穷其一生也只写了不到10万字，但至今仍然是指导临床的明灯。在现在这个信息爆炸的时代，古人那种高度凝练的思维和智慧更是值得我们学习的。就我个人读书来说，我更偏向读1985年之前出版的书。

读《伤寒论》也一样，不要在书里钻来钻去。《伤寒论》里仲景告诉大家的也是思维方法，其实很简单，每一经都有本经证，有表证、里证（里实、里虚、里寒和里热），有变证和类证。把每一经一归类就非常简单了，讲的就是一个人体，很立体的。如果有这样的思维，站在圣人的肩膀上再去看书，该用什么，怎么用，就很清晰了。

第八章

喘证

诊断呼吸系统疾病，症状是最主要的

喘往往伴有咳嗽，但是咳嗽不一定伴喘，所以我们就把咳嗽和喘放到一起来讲，这也是呼吸系统最常见的两类病证。现在，影像学检查成为了西医诊断呼吸系统疾病的主要依据，而我认为人的感觉才是最主要的。影像学这个名字起得很好，人家没说自己看到的是真的，看到的是影子和像。打个比方，人站在太阳下，早晨的影子和中午的影子、傍晚的影子是一样的吗？它们是不一样的。我们过去诊断肺炎是有几大标准的，肺炎首先有高热寒战，其次有呼吸困难、口唇紫绀、鼻翼扇动，再次才是影像学诊断，甚至有神昏才能诊断肺炎。我们现在看到的那些被诊断肺炎的小朋友，除了吃药时被家长按住动不了，平时到处跑精神特别好，这种情况是否能诊断肺炎，我认为是值得商榷的。我从医 30 多年，只见过 2 例，真的是鼻翼呼扇呼扇的那种肺炎，我们正常人是做不到让鼻子随呼吸动的，喘有鼻翼扇动。

从气机升降循环的角度，认识喘证病机

图 8-1 是五大藏象气血运行图，一定要时时刻刻印在脑子里。重复一个概念，脏为阴，主升，腑为阳，主降。肝是脏，为阴，阴要升；胆是腑，阳要降。肝主升发，胆主肃降。右边，肺为阴，大肠为阳，肺主要功能是宣发而不是肃

降，主管肃降的是大肠。肺主气，胃是行气的，大肠是降气的，肾是纳气的。

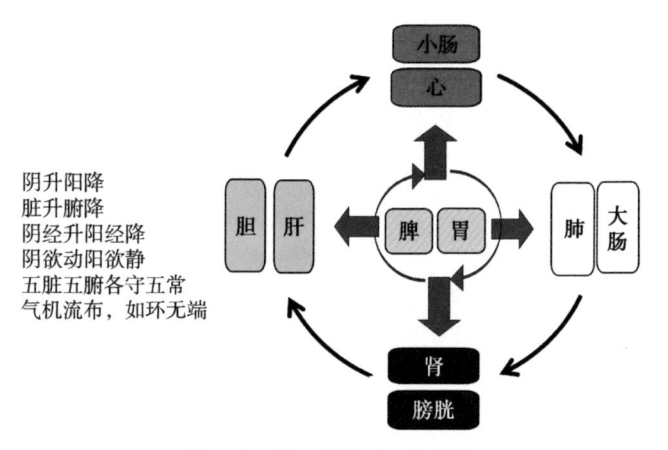

图 8-1　五大藏象气血运行图

在上一章我们总结了，肺气不宣则咳，肺气不降则喘。结合五大藏象气血运行图，重点从气机升降的角度来看，喘证的证型就明晰了。

肺气不降——肺本脏的问题导致肺气不降的喘。

胃气不利——胃行气功能不行导致的。

大肠通降失常——大肠降气功能不行。

肾不纳气——肾不能摄纳气。

还有一种常见的哮喘就是过敏性鼻炎诱发的哮喘，这个单提出来，关键是治疗鼻炎。我们按临床常见症状分为以下几种。

湿润性鼻炎——水样涕鼻炎，治疗选用小青龙加石膏汤合小柴胡汤，效果非常好。

干燥性鼻炎——特别干燥的会眼睛和鼻子都干，用葛根汤。

黄浊涕鼻子里有结痂的就用葛根芩连汤加味。

虚性鼻炎也比较少，用补中益气汤就可以治疗。

喘证分型辨治要点

1. 肺气不降

症状：喘促咳嗽，喉中痰鸣，张口抬肩，痰多不爽。可伴见怕冷，偶见发热（为什么发热少？因为到了喘都已经在咳嗽的慢性期，急性期咳嗽的发热多见，即便支气管哮喘急性发作有发热的也很少见）。舌淡暗，苔白厚腻，脉浮滑。

处方：苏子降气汤合三子养亲汤、葶苈大枣泻肺汤加地龙，急性期可酌用十枣汤。

紫苏子 12g	半夏 15g	当归 10g	前胡 10g
厚朴 20g	肉桂 6g	莱菔子 10g	葶苈子 15g
白芥子 10g	地龙 6g	甘草 6g	大枣 10g

十枣汤（急性期酌加）：

芫花 0.2g	甘遂 0.2g	大戟 0.2g

上三味打散，大枣 10 枚煎汤，晨起空腹送服。

厚朴 20g 用来降气，地龙一方面是活血，一方面缓解支气管痉挛。加十枣汤这种情况一般是肿瘤压迫气管组织，还有自己本身就分泌病理产物导致胸水。我在门诊一般是每种药一公斤打粉和匀，一般体质是每个患者一次 0.6g 的药粉，用 10 个大枣煎水冲服，空腹服用效果最好，没有食物掺杂，一般泻出的都是水和痰浊，饱腹应用就容易呕吐。十枣汤是很安全的，中医最厉害的方子其实都很安全，很多雷霆手段的药咱们要学会使用，尤其是急症、重症，不动用这些手段，其他都是扬汤止沸，是起不到效果的。

2. 胃气不利

症状：喘促咳嗽，心下痞硬，胁肋胀满（胃胀），食欲差。大便少且不畅，小便利。舌淡暗或者紫暗，脉沉涩滞。

处方：大柴胡汤合桂枝茯苓丸。

柴胡 24g	黄芩 10g	芍药 15g	半夏 15g
生姜 10g	枳实 30g	大枣 10g	大黄 10g
桂枝 15g	茯苓 15g	牡丹皮 15g	桃仁 10g
赤芍 15g			

这种临床特别多见，之前在总论里也讲过，病在上者取之下，病在下者取之上，病在旁者中取之，上下同病调中焦。这就是一个调中焦的办法，治疗上面的病。

3. 大肠通降失常

症状：喘促气急，体壮气高（体质很壮，如果体质不壮就不能用这个方子），周身憋胀。大便干结，或者大便稀而不畅，或者便意频频，小便不利短少（人体气机下不去，堵在中焦）。舌质硬，脉沉。

处方：厚朴七物汤。

| 厚朴 60g | 枳实 30g | 桂枝 30g | 炙甘草 15g |
| 大黄 30 ~ 60g | 芒硝 20g | 生姜 10g | 大枣 10g |

4. 肾不纳气

症状：喘促，动则加重（虚证的特点），病程日久，体质虚弱。可见腰酸腿软（不一定都有），咳痰量多，痰久吐不止。舌淡，苔薄白或略厚腻。脉虚，尺脉沉取无力。

处方 1：济生肾气丸。

熟地黄 30g	山茱萸 15g	山药 30g	牡丹皮 10g
茯苓 10g	泽泻 10g	桂枝 6g	炮附子 6g
怀牛膝 15g	车前子 30g		

处方 2：定喘神奇丹。

| 人参 60g | 熟地黄 30g | 麦冬 30g | 怀牛膝 15g |
| 山茱萸 12g | 北五味子 6g | | |

如果临床见一个患者咳痰很多，没有别的症状，用什么方子？就是济生肾气丸。有的患者有支气管扩张，没有别的症状，就是大量吐痰，还有的患者没有原因就是大量吐痰，三子养亲汤、苏子降气汤等化痰药都用上都不管用，就用这个方子。脾为生痰之源，肺为贮痰之器，健脾很慢，脾就像个锅，锅不漏再健脾也没有用，肾是火，我们吃进去的饮食在锅里做熟了，营养吸收后变成大便在大肠里排出去，这种情况是由于我们吃进去的饮食变成了痰饮，本来应该变成精华的变成了病理产物，原因不是锅坏了，是锅下的火不够，用金匮肾气丸可以吗？效果很差，我临床试过，古人加了怀牛膝、车前子很精妙。

还有病程更长的，会用到陈士铎的定喘神奇丹。他的方子药味少，药量重，如果用对症，效果特别好。定喘神奇丹在喘证治疗的过程中我们会用，喘证的治疗是很漫长的过程，不要一味地逐邪，中间穿插使用定喘神奇丹。

病案实战

病例 1　首诊该"宣"还是该"降"？

张某，男，76 岁。

患者因为受凉引起感冒咳嗽，在某院输液治疗，静脉滴注抗生素、沐舒坦（盐酸氨溴索），口服多种镇咳药，外用激素 3 个月。患者仍喘促，咳嗽阵作，稍一活动就加重，拍片显示肺纤维化（本来就是一个感冒咳嗽，到了医院输了 3 个月抗生素，怎么也不让肺里的东西排出来，强制性地压制，导致肺纤维化）。患者要求出院寻求中医治疗。刻下症：喘促咳嗽，入夜加重，无痰，呛咳。食欲可，口干不欲饮水。夜里咳嗽，影响睡眠。大便偏干，小便淡黄。舌暗，苔白厚浊，脉沉弦细。

【中医诊断】喘证——肺气失宣，阳明失降。

【处方】麻黄升麻汤。

干姜 10g	白术 10g	麻黄 10g	升麻 10g
桂枝 10g	当归 10g	白芍 10g	天冬 10g

茯苓 15g	石膏 15g	玉竹 10g	黄芩 10g
知母 10g	炙甘草 6g		

7 剂，水煎服，日 3 次

这个病很复杂，所以我们要分步来治疗。患者大便干，苔厚浊，应该先降气，但是第一步并没有这么考虑，而是先宣。因为已经有那么多西药压制，不让患者咳嗽，肺里沉积着很多东西，形成了肺纤维化。选用麻黄升麻汤既能宣肺又能活血养血，还可以滋阴、撤火（即泻火、清火），是综合治疗的方法。

二诊：咳喘减轻，夜间已经能够安睡，嘱咐其停用激素（口中喷用）。口干，大便干，小便不利。舌暗，苔白厚，脉沉细弦。

【处方】

干姜 10g	白术 10g	麻黄 6g	升麻 10g
桂枝 10g	当归 10g	白芍 10g	天冬 10g
茯苓 15g	石膏 15g	玉竹 10g	黄芩 10g
知母 10g	炙甘草 6g		

7 剂，水煎服，日 3 次

三诊：咳喘减轻，活动仍然喘促。大便干，小便较前顺畅。患者虽然年事已高，但是体格壮实。舌淡暗，苔白厚，脉沉细弦。

【处方】

厚朴 60g	枳实 30g	桂枝 30g	炙甘草 15g
大黄 60g	芒硝 20g	生姜 10g	大枣 10g

7 剂，水煎服，日 3 次

治完肺了，就开始降大肠之气，治疗表里脏。

四诊：口干，喘促减轻。大便已经通畅，日一二次，小便顺畅。舌淡暗，苔白，脉细。

【处方】定喘神奇丹。

人参 60g	熟地黄 30g	麦冬 30g	怀牛膝 15g
山茱萸 12g	北五味子 6g		

随访：麻黄升麻汤与上方交替服用9个月后，患者咳喘减轻，已能干简单家务，去三亚过春节遂停药。

治疗不能总是宣肺、降肠，还要用定喘神奇丹纳气。攻邪的方子不能总是吃，我一般用两诊攻邪，最长不超过三诊，就肯定改用补的方子了，这样不伤害人体。就像这个病例，本来只是一个常见的感冒咳嗽，治成了肺纤维化，这显然是不恰当的，这个医疗的干预有问题。

病例2　停用激素，喘证伴随的关节疼痛怎么办？

孙某，女，68岁。

咳嗽憋气喘促20余年（她得病的这十几年哪儿都去治了，中西医都治过了），西医诊断为间质性肺炎，大量应用激素治疗，效果不佳，转来我门诊治疗。刻下症：患者行动不便，坐一会儿都很吃力。咳嗽喘促憋气，痰多，吐之不尽。颜面、手足浮肿，怕冷，关节痛。大便干，小便失禁。舌淡暗，苔白腻，脉沉弦。

【中医诊断】喘证——肺气不降。

【处方】苏子降气汤合三子养亲汤、葶苈大枣泻肺汤加地龙。

紫苏子 12g	半夏 15g	当归 10g	前胡 10g
厚朴 20g	肉桂 6g	莱菔子 10g	葶苈子 15g
白芥子 10g	地龙 6g	甘草 6g	大枣 10g

7剂，水煎服，日3次

二诊：喘促稍减，咳痰略减少，能够少坐一会儿。颜面浮肿减轻，手足关节疼痛依旧。大便干燥好转。舌淡暗，苔白厚腻，脉沉。

【处方】

紫苏子 12g	半夏 15g	当归 10g	前胡 10g
厚朴 20g	肉桂 6g	莱菔子 10g	葶苈子 15g
白芥子 10g	地龙 6g	甘草 6g	大枣 10g
炮附子 15g			

7 剂，水煎服，日 3 次

为什么就治了一下肺？没有降大肠、行胃气，大便干燥也好转了？肺与大肠相表里，先治肺。患者手足关节疼，有沉寒痼冷，第二诊加了附子。

三诊：喘促稍减，咳痰依旧较多，能够少坐一会儿。颜面浮肿减轻，手足关节疼痛稍减（已经停止服用激素）。大便干燥好转。舌淡暗，苔白厚腻，脉沉。

【处方】

熟地黄 30g	山茱萸 15g	山药 30g	牡丹皮 10g
茯苓 10g	泽泻 10g	桂枝 6g	炮附子 6g
怀牛膝 15g	车前子 30g		

7 剂，水煎服，日 3 次

思之再三，老年女性，久病涉及肾，故如上处方。激素止疼很厉害，我们用附子等中药能扛住顶替它就很不错了。一般患者停用激素后，有 3 个月的疼痛期，肌肉或者关节疼痛也挺要命的。

四诊：喘促减轻明显，咳痰明显减少。关节痛依旧。大便偏干，小便已经能够控制住一些了，原方继续服用 1 周。

五诊：喘促减轻，咳嗽阵作，已经能够走一段距离（50 米左右），乏力。

【处方】

人参 60g	熟地黄 30g	麦冬 30g	怀牛膝 15g
山茱萸 12g	北五味子 6g		

7 剂，水煎服，日 3 次

应用了定喘神奇丹纳肾气，为什么人参要用到 60g？只有用这么大量，才能天一生水，地六成之，用少了不行。人参大补元气，虽然现在人参是种植的，但气还是人参的气，换成党参就没有效。个体门诊用的人参一定要用无糖人参，不要用糖水煮过的。

六诊：咳喘明显减轻，痰少。手足关节痛，小便利，大便已经不干燥了。上方继续服用 15 剂，而后过春节。

七诊：咳喘均明显减轻，手足关节痛。舌淡，苔白，脉沉紧。予附子汤。

【处方】

| 附子（炮）45g | 茯苓 30g | 人参 20g | 白术 40g |
| 芍药 30g | | | |

7 剂，水煎服，日 3 次

这个方子看着剂量比较大，不符合药典，给患者处方就很麻烦，所以就不人性化。这样的处方剂量小了效果肯定不好，调气化时剂量要小，小则通，大则补。阳气不足用来补，就需要这么大剂量。

八诊：手足关节痛减轻。原方继续服用 15 剂。

《伤寒论》第 304 条："少阴病，得之一二日，口中和，其背恶寒者，当灸之，附子汤主之。"

《伤寒论》第 305 条："少阴病，身体痛，手足寒，骨节痛，脉沉者，附子汤主之。"

这个患者现在也不喘了，胳膊腿也不疼了。

病例 3　这是虚证还是实证？

徐某，女，66 岁。

喘促咳嗽憋气，反复发烧。在唐山某医院静点抗生素、多索茶碱等药物，治疗 3 个月疗效甚微，经朋友介绍来我门诊。患者乏力，需人搀扶方可行走几步，不停喘息。刻下症：喘促憋气，咳嗽黄痰，反复发烧，体温 38 ～ 39.6℃。食不下，睡眠差。大便干，小便黄。下肢凹陷性水肿。舌暗，苔厚，脉右寸浮数。

【中医诊断】喘证——胃气不利。

【处方】大柴胡汤合桂枝茯苓丸。

柴胡 24g	黄芩 10g	芍药 15g	半夏 15g
生姜 10g	枳实 30g	大枣 10g	大黄 10g
桂枝 15g	茯苓 15g	牡丹皮 15g	桃仁 10g
赤芍 15g			

7 剂，水煎服，日 3 次

如果这个患者按虚实辨证诊断为虚证，用补法可就麻烦了。

二诊：喘促咳嗽减轻，较前有力，已经能够步行来门诊。吃2剂中药后烧退（因为瘀而发热），至今未再发烧。大便干，小便黄。下肢浮肿下午加重。舌暗，苔白厚，脉沉。

【处方】

柴胡 24g	黄芩 10g	芍药 15g	半夏 15g
生姜 10g	枳实 30g	大枣 10g	大黄 20g
桂枝 15g	茯苓 15g	牡丹皮 15g	桃仁 10g
赤芍 15g			

7剂，水煎服，日3次

三诊：喘咳均明显减轻，体力好转。双腿下午浮肿，头面浮肿。大便偏干，小便淡黄。舌暗，苔白厚，脉沉。

【处方】柴苓汤。

柴胡 24g	黄芩 10g	半夏 15g	人参 10g
茯苓 15g	泽泻 15g	白术 10g	桂枝 10g
猪苓 10g	炙甘草 6g		

7剂，水煎服，日3次

大柴胡汤和桂枝茯苓丸还是攻法，已经给了三诊，不能再给，转为小柴胡汤加五苓散。

四诊：咳嗽喘促愈其大半。血压、血糖偏高。大便干，小便黄。下肢浮肿。舌暗，脉沉。

【处方】知柏地黄汤加地肤子。

知母 10g	黄柏 10g	熟地黄 30g	山萸肉 15g
生山药 30g	茯苓 10g	牡丹皮 10g	泽泻 10g
地肤子 6g			

3剂，水煎服，日3次

知柏地黄汤加地肤子是治疗阴虚水肿的方子，熟地黄配地肤子是张锡纯的思路。地肤子剂量一定要小，能扩大肾小球的滤过性的作用，小则通，大则补，不能用 10g，肯定没有效，临床不少见。

【医嘱】启动辟谷。

五诊：咳喘止，血压血糖正常。浮肿明显减轻，原方继续服用 3 天。

六诊：辟谷 7 天，精神大好，腿浮肿基本消失。舌暗，苔变薄。

【处方】

知母 10g	黄柏 10g	熟地黄 30g	山萸肉 15g
生山药 30g	茯苓 10g	牡丹皮 10g	泽泻 10g
地肤子 6g			

7 剂，水煎服，日 3 次

降压、降糖的所有药全部停掉，临床基本痊愈，治疗结束。

病例 4　过敏性鼻炎诱发哮喘

王某，男，5 岁。

过敏性鼻炎诱发哮喘，反复发作，反复输液及雾化治疗，缓解后继续复发，转来寻求中医治疗。刻下症：喘促，张口抬肩，胸闷，鼻流清涕。食欲差。大便调，小便清。舌淡，苔白，脉紧。

【中医诊断】喘证——外寒内饮，少阳气化不利。

【处方】小青龙汤合小柴胡汤。

麻黄 4g	芍药 4g	细辛 2g	炙甘草 4g
干姜 4g	桂枝 4g	五味子 4g	半夏 4g
柴胡 6g	党参 6g	黄芩 4g	生姜 6g
大枣 6g	生石膏 15g		

7 剂，水煎服，日 3 次

为什么加石膏？这种情况下一般都有郁热，开 3 剂可以不加石膏，如果 7 剂最好还是加上石膏。有人说石膏是大寒，其实不是，石膏是辛寒，辛甘寒，既能清热又能开透，宣散郁热，只有石膏，别的都不行。加石膏这个方子就平和一些，否则只用小青龙就过于燥烈。

二诊：喘促吃一次即减轻，7剂吃完未再发作。原方继续服用1周。

三诊：喘促未作，以香砂六君子汤加味善后。

【处方】

人参 6g	白术 6g	茯苓 9g	炙甘草 6g
木香 6g	砂仁 6g	陈皮 6g	半夏 6g
紫菀 9g	款冬花 9g		

15剂，水煎服，日2次

随访：治疗后2年期间未再发作，间有感冒咳嗽，用中药治愈。

病例 5　为什么病好了，方子却大了？

刘某，男，13岁。

喘促黄涕，鼻内结痂，西医诊断为哮喘、鼻窦炎。中西医多方治疗无效，转来我门诊。饮食二便无异常，舌乳头红，苔白，脉略数。

【中医诊断】喘证——阳明经郁热。

【处方】葛根芩连汤加味。

| 葛根 30g | 黄芩 10g | 黄连 6g | 白芍 10g |
| 杏仁 10g | 炙甘草 6g | | |

20剂，水煎服，日2次

二诊：喘促减轻，黄涕减少，舌淡红，苔白，脉和缓。

原方继续服用20天。这个是中性方子，患者家离得很远，可以多服用一些天。

三诊：喘促未作，予葛根芩连汤合小柴胡汤善后。

【处方】

葛根 30g	黄芩 10g	黄连 6g	白芍 10g
杏仁 10g	柴胡 12g	半夏 10g	党参 10g
炙甘草 6g	生姜 10g	大枣 10g	

20 剂，水煎服，日 2 次

为什么病好了，方子却大了？因为患者病好了才要综合调理五脏，药味越少力量越强，比如单喝三七粉或者蒲公英的力量是非常强的。好的作用不一定有，坏的作用肯定有。

病例 6　先攻邪后扶正

张某，男，52 岁。

2016 年发现支气管哮喘，2 年多来长期用舒利迭控制症状。刻下症：气喘，活动后憋闷，伴呼吸不畅。受凉后喘憋加重。晨起有黏稠鼻涕，近日流清鼻涕。食欲可，精神不振。大便黏。体检发现转氨酶高，查体发现腹壁偏紧。舌淡暗，苔根微腻（图 8-2），脉沉。方型脸，面色白，少光泽。

【中医诊断】喘证——胃气不利。

【处方】大柴胡汤合桂枝茯苓丸。

柴胡 20g	黄芩 10g	生大黄 10g	枳实 30g
姜半夏 15g	赤芍 15g	大枣 10g	生姜 10g
桂枝 15g	茯苓 15g	桃仁 15g	牡丹皮 15g

14 剂，水煎服，日 2 次

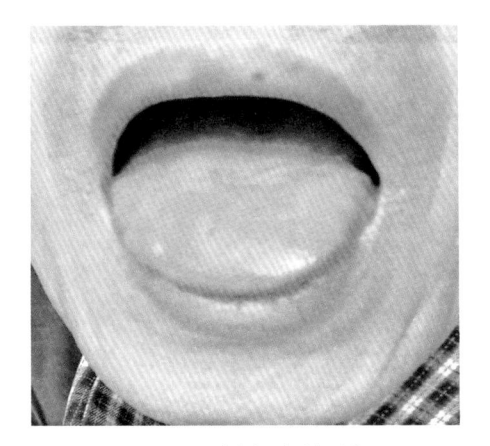

图 8-2　病例 6 初诊舌象

二诊：患者诉服药前 10 天，每天均有 2～3 次大便，排出很多水样物。服药 10 天后大便成型，每日 1 次。刻下症：已无喘憋，只余轻微气喘；精神爽利，纳可，便调。舌淡红，苔薄白，脉细弦；面色较前有光泽。

【处方】

| 红参 60g | 熟地黄 30g | 麦冬 30g | 怀牛膝 15g |
| 生山茱萸 12g | 生五味子 6g | | |

14 剂，水煎服，日 2 次

大柴胡汤逐完邪，马上就开始补。

三诊：活动后会喘，偶尔用舒利迭（患者是心理依赖）。排气增多了，下唇黑斑颜色变淡。大便黏，每日 1 次。面色变红润，头发也有光泽了。舌淡略水润，脉弦。

【处方】

柴胡 20g	生大黄 10g（后下）	枳实 30g	黄芩 10g
姜半夏 15g	赤芍 15g	大枣 10g	生姜 10g
桂枝 15g	茯苓 15g	炒桃仁 15g	牡丹皮 15g

14 剂，水煎服

四诊：因过年停药半个月。晨起有痰，有鼻涕。失眠，凌晨 2:00～3:30 容易醒。面色进一步改善，体重有所增加。舌淡略水润，脉弦。

【处方】

柴胡 20g	黄芩 10g	枳实 30g	生大黄 10g（后下）
姜半夏 15g	赤芍 15g	大枣 10g	生姜 10g
桂枝 15g	茯苓 15g	炒桃仁 15g	牡丹皮 15g
生牡蛎 15g（先煎）			

14 剂，水煎服

此方加了牡蛎安神。

五诊：近来容易出汗，盗汗。3 月 2 日出汗后着凉，有鼻涕，痰多，感觉呼吸不畅，用了吸入剂。失眠，多梦，容易醒。最近牙龈肿。痔疮。舌淡暗，苔薄略水润（图8-3）。

【处方】桂枝加厚朴杏子汤。

| 桂枝 15g | 姜厚朴 10g | 炒苦杏仁（捣碎）10g | 生白芍 15g |
| 炙甘草 6g | 生姜 10g | 大枣 10g | 天花粉 15g |

14剂，水煎服

因为患者有牙龈肿痛、痔疮，所以加了天花粉软坚散结清热。

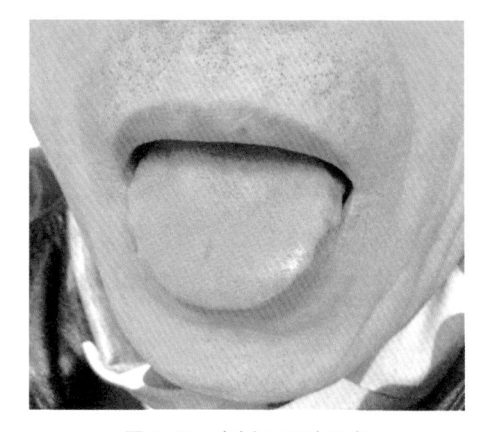

图8-3　病例6五诊舌象

赠　语

我们学习中医的方法，借用乾隆皇帝的几句话：少年好学，青年苦学，中年要博学，老年要空学。我们处在哪个阶段，就用哪种学习方法，我们要把所学变成所能。"工欲善其事，必先利其器。"我们给你一个验方，不如给你一套方法，我们准备培养一批"中医家"，而不是培养混饭吃的"中医人"。我所说的"中医家"具有以下几个特点：

（1）具备中医的文化。

（2）具备中医的思维。

（3）运用中医的方法解决人类健康的问题。

我们为什么一再强调方法和思维的重要性？我们说过，思维决定视野，思路决定人生。我们学习的是具有中医思维的诊病模式，关键是要知道中医如何看待人体，如何从整体出发去管理人体。什么叫整体观和全局观？我们来感受一下。

宋代有一首小诗："一去二三里，烟村四五家，亭台六七座，八九十枝花。"特别美，但我们换另一首诗："飞流直下三千尺，疑似银河落九天。"由此可以看出李白的视野就高多了。再看毛主席的诗："红军不怕远征难，万水千山只等闲，五岭逶迤腾细浪，乌蒙磅礴走泥丸。"乌蒙山多大啊，毛主席说是"泥丸"，毛主席是从天上看的，视角多高啊！所以，思路很重要，"不谋全局者不足谋一域，不谋一域者不足谋一城"。

所以我们要有这种战略高度，从长远的角度去管理人体，调理人体。我们中医不是治病的，我们是治人的，高屋建瓴地调人，把人体调正了，就不会得病。另外，关于中医辨证论治中的一些概念，也要站在更高的视角中去理解。

比如说，什么是补、什么是泻？我在临床上一直在思考这个问题，难道只有人参、黄芪、鹿茸才是补吗？我们六腑以通降为用，把腑气一通也是补啊。六几年的时候毛主席生病，听说山东有个名医叫刘惠民，就将其接到北京，工作人员请他给主席看病，把了把脉，开了大承气汤，而且量很大。开完后，因为主席吃药需要经过大家讨论，大家都说不能吃得量太大，会把主席泻坏了。总理问如果不吃这个，大家有没有什么好办法？大家都不说话了。主席吃了一剂就大便一泻，浑身轻松，神清气爽，一下就好了，于是就接见了给他看病的老中医。后来山东还有惠民街、惠民巷，也是为中医增光的一件事情。

在这本书里，我重点给大家介绍的是思维和方法，也给出了我在临床中使用的配伍和剂量，而且收到了很多学员的反馈，说按着原方原量来用效果非常好。但是我们也不要忘了，我们中医采用的是自然的个体化治疗，同样一个疾病，我们有多种治疗方法。可以用中药治疗，也可以用针灸、推拿等方法治疗。比如治疗风寒感冒，可以开麻桂剂，或者九味羌活汤、荆防败毒散也会有效，或者可以选用扎针、刮痧、拔罐的外治法，甚至用大葱、生姜、红糖熬点水喝也能好。大家在把握住核心的病机，建立起自己的诊病思维之后，可以探索更多的治病方法，更欢迎大家来分享。

另外，我再说一点，我自己在临床中，对于疾病的一些认识和方法也是在逐渐变化和深入的。比如1型糖尿病，在很久以前我认为是不能逆转的，但后来通过临床摸索，再借鉴别的中医大家的经验，发现部分这样的患者可以逆转过来。包括尿毒症做了透析的，我以前也认为中医不可能逆转回来，但通过临床摸索和借鉴其他老师的经验，很多尿毒症也能逆转，只要患者配合，也能临床痊愈。所以说我也在不断修正自己的认知，希望我们在中医路上互相陪伴，共同进步！

附

学员反馈

学员反馈之一（肥城市中医医院　郭强）

欣闻宋柏杉老师在灵兰中医讲授的《攻克十大疾病，成就中医虎将》要成书出版，内心无比喜悦，想借此机会表达对宋师的敬重和感恩之情。其次郑重向那些曾经像我一样迷茫于中医学习思路和方法，彷徨于中医疗效确切性和稳定性的同道以及致力于中医事业的有识之士推荐该书。

本人学习中医至今近 20 年，目前在县级三甲中医医院工作，由于工作岗位的便利，有机会涉及急危重症和多学科疾病，且中医、西医均有涉及。实事求是地讲，在听宋柏杉老师讲课之前，临床实践应用西医诊疗思路更多一些，虽然也尝试应用中药，总感觉中医药只起到辅助治疗，或者说是可有可无的状态。

由于机缘巧合，我有幸加入了微信群"精诚中医学会（总群）"。在群里，宋柏杉、马新童、张立山等老师都不吝赐教，尤其是宋师讲课，每一次都能拨开云雾、高屋建瓴，且毫无保留。从疾病的中医思维的高度、诊疗思路到选方用药，甚至用药剂量都倾囊相授。

在此期间岳母病重昏迷，情急之下，向宋师求救，宋师指点迷津，岳母仅 1 剂药就转危为安，感激之心无以言表。为此本人专程去拜访了宋师，宋师虽然诊务繁忙，还是抽时间给我讲述了"五脏气血运行图"。跟诊半天，被宋师高尚的医德和精湛的医术所折服，尤其是被宋师运用中医药诊疗疾病的疗效所震撼。

本人一直是灵兰中医的忠实粉丝，宋师在灵兰开讲，我毫不犹豫地订购了课程，且每次认真听讲做好笔记。虽然受工作繁忙和家庭琐事所累，但仍坚持抽时间听课，真是常听常新，每听一遍都有新的收获。通过不断地重复听课学习和实践，对运用中医思维、思路和方法诊疗疾病有了更深一层的认识，临床疗效不断提高。以下略举两例。

病例1.同学妻子张某，43岁，失眠来诊。不眠1月余，自诉精神消沉，干什么均无兴趣，面色黄略暗，舌红，苔白，脉略弦，遂应用失眠肝气郁结型宋师自拟方。当时开了3剂药，同学回复当天服1剂药后，睡眠就明显好转，3剂药后睡眠完全改善，精神好转。后又要求巩固了3剂药，再见时面色好转，精神如常，自诉心情大为好转。

病例2.李某，男，52岁，患头晕来诊，BP：150/92mmHg，西医诊断：后循环缺血。自诉头晕，偶有心慌，身体重着，下肢为重，纳眠一般。查舌暗红，苔水滑，脉沉略弦，正合宋师课程所讲水饮病的特点，果断应用了宋师所创神效五苓散3剂。患者服完药后自诉头晕大为好转，心慌消失，且身体重着明显减轻，大便比以前通畅多了。后根据宋师教授的加减法，口干加了白芍以保护人体正常阴液。前后加减两诊，病告痊愈。

像上述病例还有很多，在不断的学习和实践中，通过一个个高效的病例，我对中医有了强大的自信，感恩今生学习了中医，感恩遇到了这么好的老师。

通过自身对十大专病的听课学习，个人体会有以下几点：

1. 宋师所讲的十大专病中的方药，用之准确，疗效确切，且有很强的可重复性。

2. 课程中所涉及的证型方药，具有普遍意义，在诊疗临床各类疾病中，用之得当，均具有良效。

3. 宋师在讲课过程中，不仅仅是讲病，更多地是向大家传授中医的思维、思路和方法，真正做到了"师者，传道授业解惑也"。

最后，祝愿我们每位中医人能在宋柏杉老师这样的明师指引下，为我们智慧的祖先交上满意的答卷，为我们的子孙留下宝贵的医学财富，祝愿我们的中医事业真正得到传承和发扬光大！

学员反馈之二（徐芳）

在我对中医丧失信心的时候，我遇到了宋老师。

我应该算是跟宋老师学习比较久的了，我是针灸推拿专业毕业的，开始临床一直是以针灸治疗为主，但是想给很多患者配合上中药一起治疗。因为我一直认为中医针、药、灸三者结合的治疗效果肯定比单一一种疗法效果有保障，尤其我们基层年轻中医，必须让患者尽快见效才能留住患者。

我上学时学的中医教材都是一个证型对应一个处方，内外妇儿那么多病，每个病那么多证型，记忆起来很有难度。后来我把证型、处方都整理出来，储存在电脑里，开方子就现找，但是这些处方都没有教用量，我只能照着药典规定的剂量开个 10g 左右。关于《伤寒论》《金匮要略》等经典，我的专业压根就没学过，我也看不懂这些书上写的什么。那时开方子真的都靠碰运气，我不知道开某个方子患者接下来会有什么反应，是否有效，导致我临床用药的有效率远远低于用针灸。那个时候我的母亲身体非常不好，常年崩漏加子宫肌瘤。我开的处方效果都不如给她针灸的效果，最后她只能做了子宫摘除手术。我恨自己的无能，医术太差，连至亲之人都治不好，同时我也怀疑中医。

在对开方丧失信心的时候，遇到了宋老师，彻底改变了我的中医之路。宋老师常说人有三师：名师、明师、冥师。没想到我的明师就这样出现了。我当时在北京进修，跟我分在一组进修的同仁，一直说他们学习组有一个宋大夫很厉害，他们来这个医院进修的人，都是看宋大夫填了这个医院才跟过来的。有一天她说又有患者找宋大夫在进修生公寓看病，我问我可不可以去看看，宋老师不认识我会不会介意。她说不会的，宋老师很随和的。我就跟着去了。进修生公寓在地下室，那个狭小的房间里，我们跟诊的围绕在宋老师和患者的周围，那个患者症状真多啊，失眠、头顶凉、精神状态还不太好，一堆症状我都听懵了（这个患者后来在失眠专病里讲过）。宋老师说按我教你们的问诊思路抓主要症状，她半夜 2 点醒、脉沉细，加上这种舌头，是不是乌梅丸的几大主症？头顶凉是不是肝寒？

宋老师给这个患者开了乌梅丸加吴茱萸，还有葛根汤。我当时眼睛一亮，原来开方子可以这么简单啊！这个老师讲的我都能听懂。

后来宋老师又多了一个跟班就是我，只要我不上班有时间就跟着宋老师，听他讲中医，看他给患者看病。在我心里，英雄不问出处，老师也是，我觉得宋老师完全符合我对一个优秀中医师的想象，中医应该是简单而有效的，而不是有的所谓的专家那样把简单的事情搞复杂。

但是我没有基础，《伤寒论》《金匮要略》没学过，临床五年都是以针灸为主，我觉得我学不会、学不好，对于开方没有多大学习动力和积极性。宋老师对我说，中医里面针灸和中药是疗效的两条腿，缺一不可，你现在就放弃学开方了，岂不是已经断了一条腿？经常用一条腿走路肯定会摔跤的。而且开方是不难学的，什么时候学习经典都不晚。

宋老师说得很对，于是我下定决心从《伤寒论》开始学习。看不懂、看不进去《伤寒论》，就用手抄写，不懂的地方就问宋老师。《伤寒论》是汉代剂量，我不知道怎么用，宋老师打破了中医带教传方不传量的规矩，用量都讲明白，为什么熟地有的方子用60g，牡蛎有的方子用10g，就怕我们不会用方子。宋老师把中医化繁为简，说中医本来就没有这么复杂，人和自然是统一的，很多原理都是相通的，要抓疾病的核心病机，就能做到异病同治，而不会陷入到病人纷杂的症状里抓不住核心，不会纠结于教科书讲的诸多证型处方里。

按照宋老师教的用方思路和用量，用到临床就有效。我从北京进修回来就治好了一个患者咽炎，她说治疗了好几年，吃了很多中药都不太管用，我用宋老师教的半夏厚朴汤，清半夏用量达到20～30g一剂，其余用量不变，也丝毫没有加减。宋老师说经方不适合加减太多，一两味为好，经方加减太多疗效反而会减低。这个患者吃了14剂半夏厚朴汤，咽炎全好了，特别高兴，给我后续介绍了很多患者。

进修结束跟宋老师分开后，宋老师组建了"精诚中医学会"，宋老师经常在群里分享病例，讲解很多中医理论。我一个中医处方零基础的人，经过这几年一步一步慢慢的学习，也能开很多方子了。针药结合治疗疾病，患者都夸我用的药少，效果还特别显著。以前一直听宋老师说他要是开始讲专病治疗，一定能让我们迅速学会，我们很多学生一直期待着。宋老师说过，其实很多疾病中医治起来真没那么复杂，我们不要把简单的问题搞复杂了。十大专病课终于在灵兰平台上线了，我跟着视频反复听课做笔记，一个病一个病地揣摩。

跟宋老师学习后，在临床上疗效明显提升，下面举几个病例：

病例 1. 我的母亲，这两年血压一直比较平稳，有一次医院体检说她血压 170/100mmHg，当时体检医生就不让她离开，说血压太高需要住院治疗，她没有感觉任何不舒服。我带她回来后给她按宋老师讲的无症状高血压的扩血管思路，处方枳实薤白桂枝汤，就用的老师的原方。由于我妈妈处于更年期期间，阳虚症状不太明显，炮附子用量减到 15g，其余量不变。服药两天后血压降到 135/90mmHg，由于她计划去西藏旅游，让她把这个处方喝了 12 天，稳定了血压她才出发的。

病例 2. 患者是 40 多岁的女性，失眠，家庭条件很好，没什么烦心事，就是睡不着觉，而且她说是越累越睡不着，吃了很多保健品、药，不太管用。别人说多运动有助睡眠，她每天游泳，结果更睡不着。宋老师失眠专病里有很明显的一条，酸枣仁汤的主治特点就是：越劳累越睡不着，事越多越睡不着。所以患者口诉了一堆症状，我听到她是越累越睡不着这一句话时，我就明白该开什么方子了。用的宋老师的酸枣仁汤原方原量，每天中午和晚上睡前各服用一顿。由于患者白天不太精神，阳气没有升提起来，早晨配合服用一顿葛根汤。治疗 3 天后患者已经基本能自己睡着了，经过 21 天的治疗，患者停了中药也能自主睡眠，没有任何问题了。

病例 3. 我朋友的岳父患糖尿病，最近 2 个月瘦了十几斤，医院一查空腹血糖 14.2mmol/L，尿糖 ++。他的大女儿就强烈要求住院西医治疗，他家邻居也是一位西医，说这个血糖太高最好住院用胰岛素治疗。他二女儿一家的病一直是找我看的，他二女儿就想让父亲中医治疗，不想以后都依赖胰岛素控制血糖。她说服了她大姐，就让她爸爸先吃 7 天中药，血糖降不下来再去住院也不迟，也不在乎多等这一个星期。我见到患者时跟患者及家属说，你这样没用过任何西药和胰岛素的糖尿病其实还是比较好治的，我感觉最难的是打上胰岛素很多年的那种糖尿病患者，不经历辟谷真的很难治疗到正常水平。这位患者就诊时主诉就是胃口大，能吃饭，也爱喝水，舌质红偏硬，大便偏干，脉弦数。按宋老师糖尿病专病里讲的，诊断为糖尿病（胃强型），用的白虎加术汤合大黄黄连泻心汤，喝了 7 天的中药，血糖降到 12.3 mmol/L，尿糖没有了，患者和家属都有信心了。连续服用这个方子 30 天，患者自述越喝越舒服，眼睛也不模糊了，身上也有劲儿了，感觉身上轻快很多，也长胖了 4 斤。中间有时改用清暑益气汤休整调理一下，前后一共治疗两个多月，空腹血糖降到 8.6 mmol/L，患者没有什么不舒服的，脉象也很平和。我告诉患者治疗可以结束了，以他的年纪这个血糖比较正常，没有必要所有人不分年龄地域的差别，血糖都要降到 6 mmol/L 以下才是正常，要因人、因年纪、因地而异，我们内蒙古本来就寒冷，饮食以肉、奶为主，血糖就会比南方人高一些，不算是有问题。

病例 4. 还有一个"三高"的患者，每天早晨 2 片格列美脲，晚上 2 片二甲双胍，每日三次罗布麻片，每次 2 片。食欲旺盛，晨起头晕，下肢软无力，易出汗，大便可，舌体胖大肿胀，舌质暗淡。诊断糖尿病（胃强脾弱型）。一诊选用白虎加参汤治疗，服用 7 天后自述食欲减退，没那么想吃东西了，乏力好转，血糖 9.2 mmol/L，血压偏低，嘱停服了 4 片罗布麻片，降糖药继续服用。二诊改用柴胡桂枝干姜汤合麻子仁丸。患者服药 7 天后，血糖降到 8.4 mmol/L，血压 120/75mmHg，还是会早晨起来头晕，出汗减轻，下肢无力减轻，嘱降糖药早晚各减一片。后来一直用这个处方 14 天，血糖都没有明显变化还偶尔升到 9.4 mmol/L，头还是会晕，我仔细对患者四诊详细思考，患者舌质偏水滑。还真让宋老师说中了，糖尿病也有水饮阻滞型的，果断应用宋老师反复讲到的治水神方——神效五苓散，七剂。患者头晕也没有了，血糖又稳步下降，让患者停服所有的降糖药，现在血糖稳定在 8 mmol/L 左右。我们中医治疗糖尿病，等患者痊愈后是可以恢复正常饮食的，只要做到健康均衡饮食，不至于这不能吃那不能吃，也不用天天打针，生活质量是很高的。如果宋老师不讲糖尿病专病，我是死活不会想到神效五苓散来治糖尿病的。

病例5. 这个患者是一位灵兰平台的学员、中医爱好者的父亲，因脑干梗死在我们当地医院住院，大面积肺部感染，痰很多。经灵兰平台的介绍，知道在灵兰学习的还有包头的医生，就来找到我，觉得我学过十大专病，应该比他一个外行人学习应用得更好，他不太敢给自己的父亲开药。当时患者来的时候是坐着轮椅来的，双肺感染，痰多，一咳嗽就想尿，大便干燥，舌质偏硬，苔黄厚腻，脉滑偏数。首诊我按老师讲的中风痰热壅闭型，用的星蒌承气汤加天竺黄20g（考虑肺部感染有痰），5剂。二诊由于患者在家卧床实在不方便出来，就采用网诊的方式。患者大便基本通畅，痰减少了，但还是咳嗽，嗓子里有呼噜噜的声音，舌苔没那么黄腻了，偏水滑，一张嘴都能看见嘴边水要流下来了。考虑宋老师讲的咳嗽专病里水饮咳嗽，采用神效五苓散加生麻黄6g，杏仁6g。连续服用14剂后，患者咳嗽没有了，之前患者身上总感觉热腾腾的，现在身上也清爽了，大便正常。继以《古今录验》续命汤治疗脑梗。21剂药后患者下肢有了一些力量，由于照顾患者的人手不足，不方便熬药，便按相同思路改用《千金方》里的续命煮散。患者这个方子前后服用了快100天，居然能拄着拐杖下楼溜达了。患者没有卧床，大小便基本可以自理，对于护理他的家属来讲减轻了很多的负担，患者的生存质量也有了很大的提高。

中医的学习是理法方药的学习，宋老师的讲课经常会从一个疾病的理论病机及治疗方法来着重讲解，至于用什么处方，只要方法思路对，我们学会了理论和治疗方法，处方是可以有很多选择的。比如这个中风患者，可以选用《古今录验》续命汤，也可以选用续命煮散是一个道理。回阳升陷汤，我既用来治疗过心脏支架术后的患者，也用来治疗失眠症。厚朴七物汤既可以用来治疗喘证，又可以治疗高血压。就如宋老师说的，如果你把握了一个疾病的病机和应用处方的关键点，就根本不用记忆那么多的处方，可以异病同治，或者治疗基本思路方向没有错误，选用什么处方都是有效的。

我一直认为中医师的能力是不断进阶的，我把自己接诊的患者按疾病治疗的难易程度分型，我认为儿科是一级，是最好治疗的一个群体。儿科以外感病为主，内伤也主要以食积为主，感冒、发烧、咳嗽这类疾病是我临床天天都会接诊的。比如小儿咳嗽，以前只用中医外治法，太重的不太敢接诊，听了宋老师咳嗽的专病治疗，再配合我所擅长的中医外治法，基本能搞定临床绝大部分类型的小儿咳嗽，就算重症也敢接诊了。二级是颈椎病、腰椎病、乳腺增生等一般经络瘀堵的疾病。三级是高血压、糖尿病、哮喘等内分泌失调类的疾病。四级是疑难杂症，包括肿瘤及各种西医诊断比较难治的疾病。以前我接诊的患者以一级、二级疾病为主，稍微复杂一些的疾病也没有很好的思路。跟宋老师学习后尤其是听了十大专病的课程，很多疾病都有了治疗的思路，宋老师没讲的很多疾病，沿着他教我们的思维，也有了治疗的方法。慢慢的三级、四级类疾病的患者也多了起来。

在不断学习与临证检验中，我迅速成长进步。我衷心感恩宋柏杉老师可以把自己毕生经验奉献出来，让更多中医临床工作者和中医学子学到，这可能会改变他们一生的从医之路。一个优秀的中医大夫能造福一方百姓，中医之星火，由此燎原。

学员反馈之三（范志娟）

最早接触宋老师是在"精诚中医学会"的一个微信群里，那时的我一直想提高临床诊疗效果，并不断外出学习、听课。当时在群里有人发十大专病的课，并有讨论。当时我试听一下后觉得蛮贴切临床的，临床常见病如高血压、心脏病、糖尿病、胃病、妇科病、失眠、甲状腺疾病、中风等，几乎每个临诊医生都会遇到，当时便下决心买了（我还是很佩服自己学习上的投资，因为我们当地小医生的工资都不高）。跟着听了数月后当机立断，又购买了灵兰的会员，接着是宋老师讲《金匮要略》的课、郭氏针灸等。从这以后我变成宋老师的铁杆粉丝了，再后来我也慢慢有了自己的一圈儿铁杆粉丝。

我在工作上一直很努力，助理医师、执业医师、主治医师都是一次性通过，从未复考过，执业医师考试那年我还考了我们全市第一名，但是在临床上治疗效果一直提不上去，我自己也苦恼、怀疑、迷茫，不断寻找好的老师指导。遇到宋老师这个课程，觉得自己非常幸运（说实在的这个年龄再外出进修提高也不太现实），有这个课，通过一部手机就有一位名师手把手地教。

刚开始学的时候，感觉与上学时候所学的内容不同，但是呢，我这个人是先接受下来，自己去临床慢慢验证，反复验证确实有效，后来就坚定不移了。

最主要的是老师还教授方法，"授人于鱼不如授人以渔"，那么多疾病，那么多方子，怎么去学？怎么去记？临床上怎么去用？只要有方法，纲举目张，把纲领性的东西学会了，临床上就那么多证型，就那么二三十个方子，抓住主要问题去思维。老师通过课程主要讲的是一个思维方法的过程，学会纯中医的思维方法，临床上不管是头疼脑热、腰疼、腿疼、胳膊疼，只要按老师的体系去思维、辨证，问题就会迎刃而解，即便有复诊效果不佳的，后面还有群，可以在群里与其他的医生讨论一下，可以共同提高。说一个我比较自豪的医案吧。

病列 1. 手足心痒医案

孙某，女，67 岁，首诊时间 2018.8.28。主诉：双手足心痒 2 年余。一开始是手上起疱，抓破后有渗出，多方治疗效果不佳，现在手上不太出水疱。刻下症：双手干燥起皮，瘙痒明显，痒时想要用刀刮，在树皮上蹭。双手发烫，发干发硬，手掌干燥。怕热，食欲好，偏爱吃凉。爱喝水，大便偏干，小便偏黄，睡眠不好。脚上偶尔还会起水疱。舌淡苔薄白，脉沉。

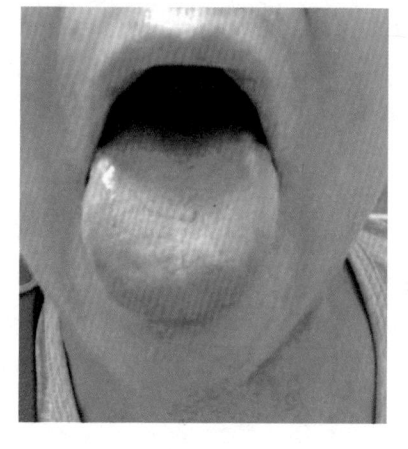
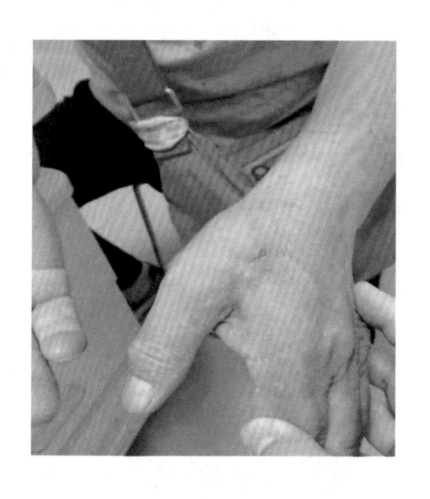

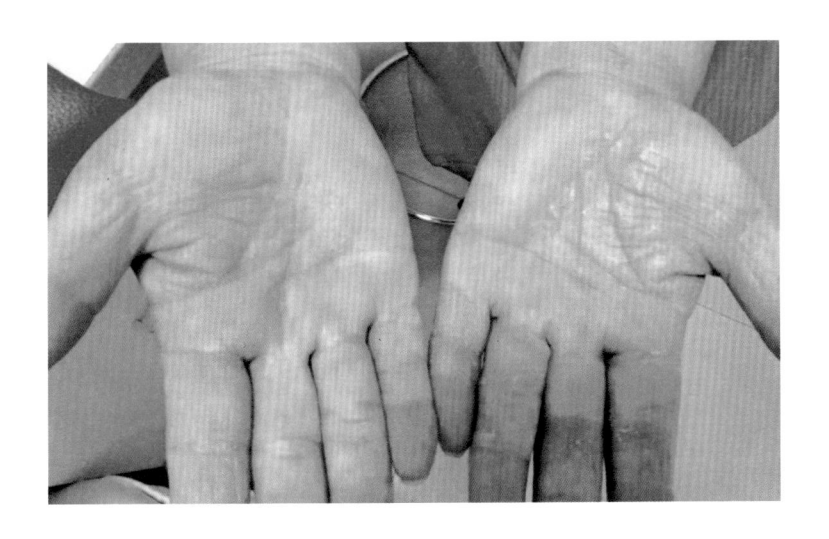

分析痒的病机有：湿热，湿热弥漫于肌表，治疗应清热祛湿；风胜，外感风邪，客于肌肤，风邪游走，治疗应祛风止痒；血虚，肌肤失于濡养，治疗应滋阴润燥养血；虫痒，如疥疮等，治疗应杀虫止痒。患者发病2年，吃药无数，这些治疗思路前医肯定用过，就不要再走前医的老路了。所以前医的治疗是一定要借鉴一下的。病机十九条里有："诸痛疮疡皆属于心。"患者手心剧烈痒、烫、干、燥、硬，都可以认为是一种心火，直接泻心火。患者怕热、贪凉、大便干、小便黄，病在阳明，阳明经有热。因为脚上偶尔还会有水疱，说明体内还是有湿热的。病机分析出来，处方也跟着出来了。果断开了泻心汤合白虎汤、麻黄连翘赤小豆汤，5剂。

二诊（2019.9.4）：患者诉服用这么多药，就这几剂药吃着管用，痒大减。大便每日三次，小便黄，舌淡苔白，脉沉。上方加当归润燥，加白鲜皮清热燥湿，大黄改10g，5剂。后微信随访，患者诉基本不痒。嘱咐其不吃辛辣食物。

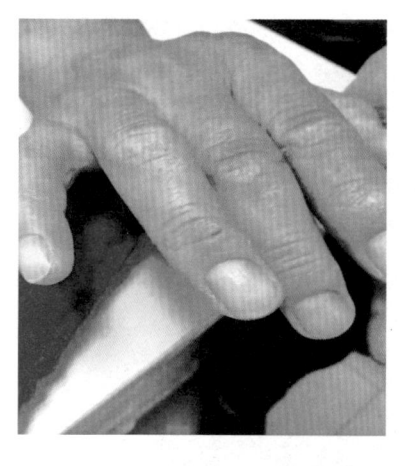
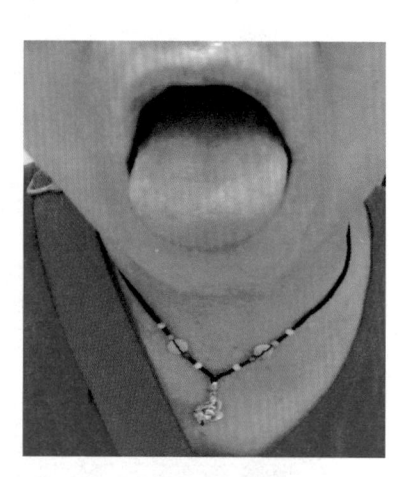

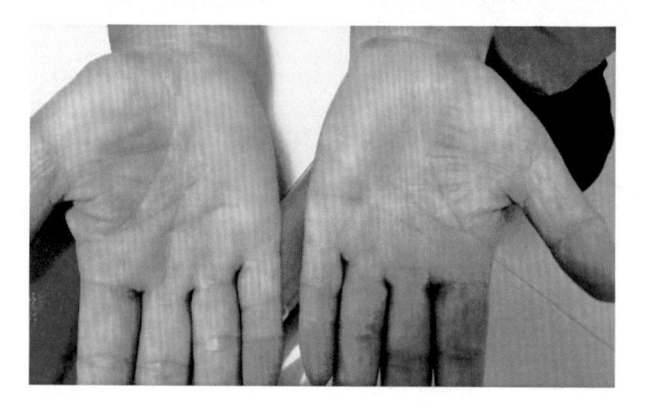

感恩宋柏杉老师所传知识，感恩灵兰平台辛勤付出！本人将学习、临证感受总结如下。

1.宋老师在十大专病课程里并没有讲皮肤病的知识，但是分析过病机。在讲痛经课程里说"诸痛疮痒皆属于心"，我印象非常深，这个病人正好印证了宋老师所讲。

2.宋老师说热证不一定是红舌，寒证也不一定的白舌。老师的原话是"热证舌质可能淡，遇风寒证红舌的多"。临床中也印证了老师所讲。

3.宋老师说前医的经验是值得我们借鉴的，不要诋毁前医的治疗。

4.感谢宋老师，我以前对泻心汤不会用，这个病案的成功来源于宋老师所传。

学员反馈之四（广东学生　王伟壮）

本人是广东学员，毕业于广州中医药大学中医本科，已从事临床十余年，一直从事着中西医的诊疗。用自嘲的话就是不中不西，极度尴尬！

从接触宋老师的《气血水神：辨治内伤杂病的"四个扳机"》开始，就被其教学模式所折服，其教导我们怎样化繁为简，把握好气－血－水－神的辨证思维，使我清空漏净，以宋老师辨证思维为主，重拾对中医的信心，立志做一名合格称职的中医师。

到学习十大专病，更让我在临床诊疗受益匪浅。十大专病在临床上可都是常见病，但临床效果往往时好时坏，皆因无法抓住病机。在这里就分享一些病例，希同仁们指正。

病例1. 失眠　女，22岁，失眠近1个月，一整晚难以入睡，入睡即做梦，苦不堪言，二便调。辨为肝气郁结型，投宋老师的失眠自拟方3剂，1剂即能入睡，3剂即愈。

病例2. 多囊卵巢综合征　女，23岁，闭经3个月。刻下症：体胖，月经3个月未至，外院诊断多囊卵巢综合征，二便调，予苍附导痰汤加下瘀血汤5剂。二诊诉第3剂就来月经了，量色皆可，予阳和汤加四逆散。二诊针对的是多囊卵巢综合征，仍在治疗过程中。

病例3. 心律失常　男，50岁，突发早搏1周，心悸伴胸闷，腹胀，时有嗳气，二便调，舌苔厚，脉结代。查体：心率90次/分，律不齐，每分钟可闻及10～15次早搏，各区无杂音。胃与心包相别通，予半夏泻心汤加大黄、浙贝、海螵蛸，3剂。二诊好转70%，早搏基本消失，效不更方，7剂。

病例4. 心律失常　女，23岁，突发早搏1周，伴胸闷、气促、气短，呈阵发性发作，发作时需吸氧，口服心律平、倍他乐克，效果不明显，仍反复发作，每天一到两次。在外院检查排除器质性病变，频发性早搏，脉沉，舌淡。予炙甘草汤2剂，无效。细想此病应该因情绪波动引起，应予调神。遂投予柴胡加龙骨牡蛎汤，3剂，加上嘱患者自我调节心态后，未再发作。

病例5.水饮　女，32岁，口干欲饮1周，伴喉咙有痰，反胃，时有小便不利，脉沉，舌淡润，苔薄白。《金匮要略》里提到："夫诸病在脏欲攻之，当随其所得而攻之。如渴者，与猪苓汤。"细想，猪苓汤里阿胶较贵，转方神效五苓散，3剂，口干欲饮愈，余症皆减轻。

病例6.少阴病　女，45岁，自诉乏力想睡1个月余，一天都犯困，近一周牙痛，晚上甚，二便调，脉沉无力。"少阴之为病，脉微细，但欲寐。"又有牙痛，虚阳浮火致病，故用四逆汤加补肾育阴之品。二诊自诉服药后，诸症皆愈，要求调理，法予桂附地黄汤善后。

病例7.咳嗽　女，32岁，咳嗽1周，喉间有痰，但咳不出。首诊应用温胆汤，无效。二诊，观其舌，应是乌梅丸舌象，果断改口服3天乌梅丸，一次一粒，日2次。三诊，告知咳嗽已去八九。

病例8.小儿多动症　男，10岁，外院诊断小儿多动症2年，口服药物控制无效。其父代诉，平时可以一周重复做一个动作，注意力不集中，此次因严重影响到同学上课，班主任无可奈何找家长。刻下症：喉中发出异声，除睡觉或吃饭外，几乎不间断发作。大便偏干，舌淡红苔薄，脉偏沉实。用气－血－水－神辨为神之病变，一诊予癫狂梦醒汤加全虫（因缺货用九香虫代替）、龙骨，5剂调神，并嘱家长周末带其到外面打羽毛球或其他活动。二诊时症状已消失，仍比较多动，其班主任已告知家长在学校不会影响他人，效不更方，上方加百合地黄汤，5剂，现仍在治疗过程中。

病例9.寒热往来　女，56岁，时冷时热半月余。刻下症：头晕，时冷时热，嗳气频频（很大声），腹胀，大便干结，3～4天一解，已在别处治疗半个月，效未显，怀疑自己被狗咬到得了狂犬病，脉沉，舌淡红苔厚。一诊考虑少阳阳明合病，处方以小柴胡合厚朴七物汤治疗。二诊，往来寒热感消失，自诉服药后第一天大便十几次，便后整个人特别舒服，第二天大便正常，一天一次，只剩嗳气（次数与声响明显减少）。上方加代赭石10g，调理2周痊愈。

病例10.高血糖　男，52岁，体检发现血糖10.2mmol/L，尿糖+++，要求用中药调理。通过四诊，当属胃强脾弱，投以麻子仁丸合柴胡桂枝干姜汤，5剂。二诊空腹血糖降至7.8 mmol/L。仍在治疗过程中。

病例11. 高血糖　女，55岁，体检血糖9.2 mmol/L，要求中药治疗，通过四诊，辨为脾弱证型，投以升阳益胃汤，前后调理三个月，现血糖稳定在7.0～7.8 mmol/L之间。嘱停药，让人身自行调整。

通过学习十大专病，以及宋老师的辨证思路，治好的病例是不胜枚举。我很赞同宋老师说的一句话：我教你们的是方法，你们要学会灵活变通，举一反三！

我科班出身，但以前对大黄、芒硝畏之如虎，今年学习十大专病及宋老师讲的《金匮要略》。宋老师传方并传量，通过学习，并临床试药，发现只要辨证准确，大胆使用，皆能收到很好的效果，可复制性强，临床疗效确切。

在此再次感谢宋老师及灵兰平台，使我中医路上有指明灯，给予我方向，指引我前行！愿宋老师桃李满天下，灵兰平台越办越好！

学员反馈之五（中医爱好者　王莉莉）

跟宋老师一起爬中医高峰

听闻宋老师出书，甚为欣喜。作为一个在网络另一头听话的学生，和亲自把父母送去调理的患者家属，我愿意把我的真实感受分享给大家，为宋老师的中医教育事业发扬光大尽绵薄之力。

对中医的信任，源于我产后抑郁的治疗。当时我的后背有强烈的生理不适，凉风走窜，导致每当夜幕降临，便无法入睡，怨念连连。曾试图寻求医院的帮助，无果。后突发奇想，用艾灸治疗，仅灸大椎穴一次，便觉得后背温暖，通体舒畅。虽然是误打误撞，但坚定了我对中医的信心，燃起了我学习中医的热情。

于是面对孩子的感冒、发烧、腹泻、呕吐，我坚决地选择中医。开始自学中医，最初都是学些跟孩子感冒发烧相关的内容，比如小儿推拿、简单的食疗方法，以处理孩子的问题。小孩生病一般都是太阴气偏弱的毛病，注意别出汗当风，别吃太多，就能安生大半。若能再少喝些饮料，少吃些甜食、肉食，便可无忧。

不过一个人学习有点孤独，想找些同伴一起进步。在很早的时候就知道灵兰了，冥冥之中就有这个缘分，后来当灵兰招收亲情会员的时候，我没有犹豫就支持了。一直跟着灵兰一起成长，一转眼，已经6年了。通过灵兰跟宋老师结缘，缘分也割舍不断。从他第一次在灵兰开课讲外感模型以来，宋老师在灵兰的课我一节也没有落过。一路跟着学习了内伤模型、气－血－水－神辨证，还有十大专病课，以及《金匮要略》……后来又报了中关村学院的健康管理专业，考取了健康管理师的证书，我似乎在中医和健康管理的路上走得越来越远了。

课程中，老师说：学习中医，要有所成就，必须拿下一书一人两座高峰。"一书"是指《黄帝内经》，"一人"是指张仲景的《伤寒杂病论》。

我此生并未想过成为大医，也并无自信能在中医上有所成就，毕竟不是科班出身，也缺乏临床实践。但自从三年前开始跟着曲老师学习《黄帝内经》，我深深地感受到中医的魅力，也为我们有如此广博的文化而感到骄傲，但同时又为我们明明是炎黄子孙，却读不懂传统经典，不熟悉祖国医学，不信任祖国医学而感到遗憾。

人到中年的我，是父母需要依靠的女儿，也是孩子赖以依靠的母亲。学习中医就是为了管理好自己和家人的健康，我相信，真正的健康管理应该是每个子女、每位父母的责任，正所谓"为人父母者，不知医为不慈；为人子女者，不知医为不孝"。

说来也怪，自从学习了中医，了解了科学养生的方法，实践了中医生活哲学：均衡饮食，合理运动，规律作息，快乐心情后，全家人跟医院的距离也越来越远了。我的小女儿甚至除了出生和打预防针，从未进过医院的大门。跟我们一起生活的婆婆，偶尔有些小毛病，因为能马上感知到原因，及时找到一些得心应手的方法，在家也就解决了。

本以为，中医学习会就此止步……

2019年3月，我的母亲因为突发急性心梗而住院进行了支架手术，成为了宋老师口中"铁了心"的人。我虽然已经听课，却没有勇气用中医的方法给母亲治疗如此重大的疾病，如今想来很是遗憾。

手术虽然很顺利，但由于支架手术的局限性，并不能彻底解决妈妈的问题。妈妈手术后不出一个星期，我便带着身体还未完全康复的妈妈去承德找宋老师，这个时候我从一个远在手机另一端的学习者成为了陪着父母在诊桌旁求医的病人家属。

一次次治疗后出现的显著效果，让我们从试试看，半信半疑，到坚定不移。父亲的腿肿逐渐消失，运动功能逐渐恢复。母亲短期乏力，胸闷气短，一剂药便能迅速改善。我放心地把我的父母都托付给宋大夫，经过三个月的调理，父亲的哮喘和母亲的心脏疾患都有了不同程度的缓解。这次的真实体验，让我更加坚定了选择中医的信心，也对宋老师的课程更加有信心。

转眼来到2020年，突如其来的疫情打破了我们调理的节奏，由于不方便求医问药，我开始硬着头皮为我家的老人，按照宋老师的课程思路简单地开方吃药。开头的时候，我父母都不肯吃我开的药，我只得把宋老师的课拿出来，告诉他们我都是按照宋老师的开方思路，根据他们反映的症状想出的办法。爸爸到现在都很固执，坚决不吃，只接受我说的一些外治法；而妈妈没有那么固执，由于有三个月调理的信任，先开始尝试，虽然我们大部分选择的是特别简单的经方或者成药，竟然也收获了不错的效果。整个2020年，我母亲没有再去过医院，身体也硬朗了许多。

我时常拿着老师为父母调理的药方，结合着老师的课程，揣摩着老师临床时的状态，父母成为我学习最好的临床案例。正如老师跟我们说的：方药可以灵活，但只要思路没错，阴阳判断准确，就会有效，就可以大胆地应用。

如今，我还在反复听宋老师的课，整理宋老师课程的笔记，每每重新听的时候，原来被忽略的内容又会展现新的光彩。

比如在甲状腺课程中，老师讲到了经络的气血运行规律。以高血压的针灸治疗举例，很多人认为高血压是肝气上冲应该选太冲穴，宋老师说这是方向上的错误，由于肝脉的巡行走向是由脚到头，那么刺激肝气可能会冲得更厉害。我们可以选择手阳明大肠经和足少阳胆经的穴位引气下行。原来我听到这一段的时候只是草草略过，记住了穴位名称而已。但最近由于我父亲只接受外治法，我就在研究经络问题，这个简单的案例就给了我很大的启发。我不知道这是不是从阳引阴的临床应用，但我感觉这应该就是。所以我又重新听课，把老师的一些临床实践拿回来重新思考、感悟，期待能有更大的收获。

我还在跟宋老师一起在攀登中医的高峰。我并不知道我能走多远，但我会一直走下去。宋老师帮我打开了学习张仲景《伤寒杂病论》的一扇大门，也帮我架起了一座从古代到现代的桥梁。那些书中艰涩难懂的语言和疾病描述在宋老师的课程里变得看得见，抓得着；那些千变万化的药方变得定位准确，思路清晰。

若在无知时走错了路，中医能给我一次生的希望，这是治病的意义；而在有知以后，则尽量注意生活起居，避免生病，就是养生的智慧。若生病了，能选择正确的方法进行治疗，是生命之幸。如此说来，这课程的价值，或者书的价值，又如何能拿钱来衡量呢？

学员反馈之六（严小娟）

跟宋老师学中医的收获

当灵兰中医的王超主编告诉我，宋老师讲的中医十大专病要出书了，让我分享一些学习感悟，能在宋老师的书里留上只言片语那是我莫大的荣幸啊！想到我带的中医群几百个老师，正为缺好的中医教材而苦恼，太惊喜了，真是想啥来啥，宋老师30年身经百战的临床经验分享，正是送给我们的及时雨呀！感恩灵兰，感恩宋老师，感恩王超主编！

2017年末，有幸在"中医书友会"平台认识宋老师，在老师讲外感、内伤病模型时，听到老师用麻黄加知母汤治愈了一位骨癌肺转移、淋巴转移的重症患者，简直不敢相信癌症可以当外感治，觉得自己就是井底之蛙了！因此老师在灵兰中医的课全买了，整理成笔记，还影响了孩子和身边人一起学习。

听老师的课，分析老师的案例，看老师的文章，便知老师通晓古今，精通医术，博学众长。老师治病犹如指挥千军万马的将军，望闻问切，出其不意，对患者的病情知彼知己百战不殆。老师治病又如火眼金睛的侦探高手，不放过患者任何一个蛛丝马迹，顺藤摸瓜，直捣病所，运用独特的中医思维破解一个个疑难杂症。

在中医十大专病课程中印象最深刻的是一位老者住院 2 年，每天晚上会发出两种怪异的声音，开始是"嗷……"地喊，然后"喂……"地哭。我们平常人大不了会说这老头好可怜，但是在宋老师眼里就马上能抓住疾病线索：呼、笑、歌、哭、呻，对应人的肝、心、脾、肺、肾，"嗷"为呼，对应肝，说明有气郁。你想啊，他一个人被关在医院这么久，正常人都会郁，用理郁升陷汤；而哭对应肺，用麻黄汤来宣发一下他的肺气。

还有一位 64 岁的男性患者，因为抬棺材而引起咳嗽 40 年，语声低微，咳嗽剧烈。这 40 年里可想而知患者四处求医无果的痛苦，老师仅仅从他的咳嗽声辨证是大气下陷，用了升陷汤治愈。

这样的案例太多太多了，老师仅仅用了闻声，抽丝剥茧，闲庭信步，像解剖，像油画，像交响曲……

一位主动脉夹层的患者，医院已经下了 7 次病危通知单，家人都准备后事了。老师临危不乱，望脸——面色如垢；闻气——张嘴臭气熏天；观舌——舌苔干黄像锅巴；问诊——15 天没大便，果断开了宣白承气汤，石膏用了 120g，斩关夺将，患者死里逃生，了不得的大手笔啊！老师轻描淡写像讲故事，我们听得却是心惊胆颤，才发现自己对中医的了解原来是那么那么狭隘。

从 2017 年末到 2020 年初，我一直是用外治法，但从没间断学习老师的讲座，包括老师的文章，可以说我是线上跟师 3 年了。2020 年后开始中药临床，用了宋老师的思路、经验、方剂，依样画葫芦都能有效，这给了我莫大的信心。

在厥阴病篇中，老师详细解说乌梅丸的用药指征，包括乌梅丸的舌象。上半年我遇到的乌梅丸证患者特别多。有个 9 岁的小男孩，深夜 3 点左右会惊叫，然后梦游，上课注意力不能集中，吃了 5 天乌梅丸后恢复正常。一位女性患者阴道干涩，同房痛，都要躲着先生，深夜会醒，以为更年期就是这样的，吃了 6 天乌梅丸，自述状态恢复到 25 岁！

在失眠篇小肠湿热型的案列中，宋老师说如果没有睡眠问题，用四逆散合猪苓汤效佳，因为肝经绕阴器一周，而猪苓汤是泌尿系统的首选方。一位46岁的女性患者，舌面干裂疼，小腹像心滚肚热，喝水多不解渴。会不会湿热下注有泌尿系统的问题呢？再问，果然几年前得过，现在没有了。不管现在如何，就按照宋老师说的：中医治病，一定要有中医思维。果然3剂药喝下就舒服了。

一位16岁的小女孩，抑郁，5天没大便，小便发黑，每走一步都觉得累，无食欲，身不由自主地摇动、傻笑，有汗，手足温热，胸闷，腹部痛痒等。整个舌除了舌尖其他区域全部如气球般鼓起，这是腑气不通浊气上逆了，病势凶险，马上想起老师说过阳明腑气不通的实证。于是用厚朴七物汤推导阳明腑上冲的浊气，让气下行，3剂喝下，孩子神志恢复正常，上学去了。

在临床中实践，在实践中临床，只要辨证准确，按照宋老师的思路和方剂，有效率可达80～90%，也就是说完全可以复制粘贴，关键是拓宽了思路，开阔了视野。有些学友说用了无效，那么有没有找找自己的问题：我辨证对了吗？再比如单纯的嗓子疼或咳嗽白痰，用3g桔梗和6g甘草泡水喝，非常管用；但如果是黄痰、浓痰，那就得用银翘散了，这都是宋老师的临床经验。老师说：作为一个中医人，如果外感、内伤都辨不清，虚实寒热辨不清，首先方向就错了，那么开口动手都是错。

非常感恩"中医书友会"这个中医人的平台，在这三年里陪伴我成长，让我认识这么多优秀的中医师，更有幸能成为宋老师的学生，否则，我现在还在中医的门口徘徊。

学员反馈之七（黄庆沪）

今年疫情期间的一位病人患主动脉夹层，住在宁波某三甲医院，当时表现就是胸疼，高血压，便秘，极度烦躁，自己赤脚就从病房里跑出来了。家属很紧张，联系到我。因为咱们听了宋老师的课，宋老师讲过主动脉夹层的病例，在有精神症状、便秘的时候，就是急则治其标，我就根据宋老师的经验开了大承气汤、桃核承气汤、桂枝茯苓丸的合方：厚朴 30g，枳实 20g，生大黄 60g，芒硝 10g，神曲 20g，鸡内金 10g，生石膏 30g，桃仁 15g，桂枝 15g，茯苓 15g，白芍 15g，丹皮 12g，草豆蔻 10g，砂仁 5g，生白术 10g。5 剂。患者 2 月 5 日吃了药后排了很多大便，自己知道饿了，要吃的，情绪也稳定了。接着用大青龙汤治他的咳嗽。在治疗的过程中，患者睡眠也好了，肌酐逐渐下降，生活也可以自理了。这么重的病人，结果就这么治好了。真是感谢宋老师！

学员反馈之八（Helen）

我学习了宋老师十大专病，感觉实用有效，贴切临床。我自己的失眠，很多方法都用过，最后是受到了宋老师的一个案例启发，用了四逆加龙骨牡蛎法，一剂就有明显效果，后来持续用了几周，效果很好。还用宋老师教的方法治疗过很多病案，都是疗效显著。我是加拿大注册中医师，特别想表达对宋老师的感激：授业解惑，不藏着掖着，讲课明明白白，连处方、克数、注意事项，都讲得清清楚楚。很少有这样的老师。

学员反馈之九（亲传弟子 宋爱民）

学而有得，是为得道。勿以善小而不为。自古大医多自学，由器入道者多矣。古有东垣、千金孙，近有铁樵、应秋，我师亦如是也。

十大专病亦是从器入道之路。古云，从器入道易，从道入器难，何也？孔子曰："生而知之者上，学则亚之。"仲师亦云："当今居世之士，曾不留神医药，精究方术，上以疗君亲之疾，下以救贫贱之厄，中以保身长全，以养其生。但竞逐荣势，企踵权豪，孜孜汲汲，惟名利是务，崇饰其末，忽弃其本，华其外而悴其内，皮之不存，毛将安附焉？"人身生二间，"经络府俞，阴阳会通，玄冥幽微，变化难极"。此学医之难也。患病不与书同，而病患方少，事之常也。

弟子虚度四十有五，不求苟活，但求做事心安。奈何丫鬟薄命，近年多有疾患，乃愤而学医，实乃无奈之举也。反思过往云烟，去圣远亦，亚圣之言至今得见，真拨云见雾也。

自康梁变法百余年，国人科学意识逐步增强，国之远圣中庸之道不存也。另文人周树人之父未得名医之治实属无奈之举，胡某之消渴亦恐有三才之邪而不得治。书云，病不得治者不得其法，其亦无自邪之虑也。倘若美其服，乐其俗者，无知者，亦尽终天年也。

家母70余岁，已入古稀之年。多年高血压，服用降压药。近期饭后困乏，乃脾气不升之故，方之补中益气，虑其年老火衰，恐升提太过，以六君为妥。药后一天即谓好转，实乃老老之喜也。小腿肚胀，青筋蓬蓬，兼有甲错瘙痒。予桂附地黄与桂枝茯苓丸剂慢慢升降，月余明显好转。其间采用刺络放血，黑血下流，亦是诛邪之法。幸得老母行之，否则难矣。

弟子胸无点墨，不敢赘言，然师之器道不得不传也。

学员反馈之十（安然）

我是一位旅居澳洲的中医爱好者，因为自己身体不好，开始学习中医。机缘巧合看到灵兰中医开的宋柏杉老师讲解十大专病的网络课程，就毫不犹豫地报名了。由于宋老师临床经验很丰富，所以讲课内容也与临床息息相关，很容易复制和应用于临床。课程结束后我感觉宋师所教授的知识很珍贵，对我帮助很大，所以继续学习了灵兰推出的宋老师的所有课程。

我应用从宋老师那里所学到的知识，帮助自己和家人朋友解决了一些病苦，比如我妈的一位朋友，中风后遗症，高血压，失眠，头晕，口干口苦，纳差，有时便秘、有时腹泻，口渴，尿频尿急，左手及左脚劳宫穴、涌泉穴冰冷感，右胁下不适，时胀时痛，左耳鸣3个月，心悸心慌，闻到异味就会难受，恶寒乏力。看上去似乎全身都是病，但见患者舌苔水滑，又想到宋老师经常反复念诵的水气病的偈，诊断为水病，投宋老师的神效五苓散，患者诉服到第4剂时诸症好转。

我自己以前身体也是很多问题，失眠、多梦、易醒，腰腿痛，肠胃不好，胸胁不适，落发严重，视物不清，神疲乏力，后来用了宋老师教的柴胡桂枝干姜汤，身体判若两人。

真的很感谢灵兰提供这个中医学习平台，感谢宋老师倾囊相授，令我这个中医小白也能为自己和家人朋友解决一些疾病的痛苦。

学员反馈之十一·（Susan 俞）

作为一个刚毕业不久的小大夫，虽然自己在大学期间也学习了相关的医学知识，但临床运用起来还是有点生涩，有很多问题搞不明白。后来学了宋老师的气－血－水－神的相关课程以后，就有了一个比较笼统的框架。哪怕我不能做到像宋老师一样精细的辨证，但是具体的一个病人过来以后，我会有一个大概的思路，至少可以分层次地来看待问题，而不是一团浆糊。再后来又学习了宋老师讲十大专病的相关课程以后，就更加豁然开朗了。来一个病人以后，就会思考这个病人应该是属于宋老师讲过的专病中哪一型，可以做到清晰地对号入座。而且十大专病都是常见病，虽然里面的方子没有都用过，但是我治疗过的不管是失眠还是水肿的病人，都有很好的疗效。后来我也去学习了宋老师《金匮要略》的课程，又有更多的收获。

感谢灵兰平台，感谢宋老师，让我们这种中医小大夫能够有机会跟明师，学真正的中医。宋老师是真心教大家学、用中医药，会把药物的具体用量也很明确地告诉我们。这也是让我觉得很佩服的一点，所以跟着老师学习，很开心，很受用，很有成就感。

学员反馈之十二（柴全阳）

自从接触宋老师的课程后，我放弃了所有的学习计划，一心只看宋老师的课。如果把宋老师所授知识运用于临床，那是效如桴鼓，何来中医无效之说？！

如果完全掌握宋老师的临床经验，那将是中医人之幸，病人之幸，国人之幸，国家之大幸矣！何来如此之说？我是西转中，没人逼我。从自己生病到恢复正常，再看临床病人，病人是越治越多。于是我满世界寻找好方法，想帮助病人恢复健康。回过头来发现只有中医和病人自己能让疾病痊愈。

运用宋老师的神效五苓散治疗水饮病，那是一治一个准。咳嗽方也是如此。现列举一二。

病例1.陶某，男，52岁，本镇人。2019年6月就诊，诉小便有血，已经多次了，想去大医院检查，因是熟人，我看了一下舌象，就说先吃几剂中药，再去检查也不迟。病人爽快答应。舌体胖大，边有齿痕，少苔，水滑。7剂神效五苓散。诉服药第三天就没有血了。后坚持服完。看其舌象，水饮没有完全祛除，嘱再服一疗程，病人拒绝。

病倒2.吉某，男，88岁，本镇人，外感咳嗽，痰不多，晚上口干、口苦，太阳穴不适，睡眠欠佳，舌苔薄黄，有裂纹，脉弦。宋老师咳嗽篇的少阳枢机不利自拟方，3剂痊愈。

学员反馈之十三（任伟波）

2019年老师开讲十大专病以来我一直反复学习、体会，获益良多。对于疾病的本质、方剂、药物，都有了一番崭新的认识。以前从来不敢介入治疗的高血压，也开始有的放矢。

上个月曾接诊一例：女，56岁，高血压史4年余，颈椎病也有多年了。这个病号的高血压有一个最大的特点就是一旦感冒了，吃完感冒药就不敢再吃降压药了。一下子就想起了宋老师所提出的风寒外束型的高血压。方用葛根汤加减治疗，4周后高血压已正常，不需要再服用降压药控制血压。还有一些失眠、糖尿病、不孕症、月经病的治疗，用宋老师原方原量都会有效如桴鼓的反馈。

真教、真说、不藏私的宋老师是我学医以来碰见的最无私的老师。感恩灵兰，感恩宋老师，愿以后的日子里能听到更多宋老师的教诲，愿灵兰的明天更美好。

　　我是一名在三甲医院康复科工作的中医大夫。与基层不同，我们作为三甲医院，承担着疑难重症和急症的诊疗任务。通过现代各种先进的技术手段和药物干预，人群的病死率的确大大降低。但在把病人的命救回来之后，病人还有很多并发症，比如脊髓损伤后，损伤平面以下的肢体残疾、二便不利（神经源性膀胱、神经源性肠道）等。这些并发症往往与患者终身相伴。疾病本身之痛苦，疾病所导致的生活质量下降，甚至让病人毫无生命的尊严。而医生最常说的对症治疗，真正解决病人的问题了吗？像脊髓损伤、脑卒中这些中枢神经损伤的疾病，真的就没法再生神经了吗？像视神经脊髓炎这些疑难病，除了激素、免疫调节剂，就无法可施了吗？

　　我很不幸，资质愚钝，读书期间也没遇上明师指引。但我也很幸运，因为对中医的热爱一直未变，念念不忘，必有回响。通过同事的推荐，我知道了灵兰，知道了宋老师。我很感谢宋老师，因为他不仅是名师，也是明师！他不仅教给我们治法方药，也教给我们气－血－水－神辨证模型，更重要的是，他反复强调，我们要去仔细聆听、体会我们的身体，才能理解我们身体的运行模式，才能更好的找到治病的"扳机点"。

　　我有一个设想，利用这个机会，想与大家讨论一下：对于脊髓损伤、脑损伤这些中枢神经受损的疾病，现代医学认为中枢神经细胞一旦受损，不可修复，只能通过残余细胞，进行功能代偿。而根据气－血－水－神模型，人体八大系统之一的体液免疫系统，应该对改善患者具体的症状，改善患者功能和生活质量有非常重要的作用。现代医学对于免疫系统的认识也只是冰山一角，而对体液的代谢研究，更是寥寥可数。对水液代谢的研究，正是我们中医的强项。如果有同道遇到这类病人，不妨试试从气、水的角度切入，观察治疗的效果。

　　宋老师不仅授了"鱼"，更传了"渔"。就像宋老师说的，我们不能局限在学了神效五苓散，学了麻黄加术汤这些"秘方""绝招"上，而是要想想宋老师是

如何创出神效五苓散，如何提出气－血－水－神辨证模型等的。这样才能真正
领会宋老师的苦心，才能提高自己的临证水平。

向宋老师及后台辛苦付出的各位老师致敬！

学员反馈之十五（仗剑天涯）

第一次看到《十大专病》的介绍时，并没有在意，一是课中介绍的病种都被
认为是不可逆的，二是讲课的老师也不是"名医"，没有各种耀眼的头衔。直到
有一天在"中医书友会"公众号上看到一篇关于乌梅丸应用的文章，作者结合厥
阴病的条文，将病人的症状一一对应分析，娓娓道来。随着文中病人的好转、痊
愈，自己也心生欢喜，同时记住了作者的名字——宋柏杉。于是搜索了宋师的其
他文章来看，才发现自己差一点就错过了"明师"。遂收起之前怠慢之心，入手
十大专病课程。

宋师讲课幽默风趣，条理清晰。最重要的一点，传方传量，只要辨证准确，
用诸临床便有效果。

本院同事刘某，女，失眠日久，心烦，足冷，自诉口中黏滞，舌头有拉不动
的感觉，见其舌瘦尖红，苔白，脉沉细。予乌梅丸七剂后，睡眠渐佳，口中黏腻
感亦消失，又进七剂，诸症皆除。

又有一小儿，因鼻腔分泌物过多而影响睡眠，问其每遇风冷便喷嚏不断，清
涕涟涟，取宋师小青龙汤加石膏法，当夜安然睡去。又予小青龙汤合小柴胡汤法
善后。后其父告知，鼻炎好后，小儿脸色都好看了。

……

随着一遍遍的听课，加上疗效的提高，自己对中医的信心也越来越强。听宋
师的课，你能感受到宋师对中医的自信，对传统文化的自信。你会被他感染，让
你坚定着沿着中医之路走下去。

对于像我一样，曾经在中医之路上徘徊的诸位同仁，从专病入手，不失为一
条捷径。感谢宋老师，感谢"中医书友会"的各位编辑，感谢一同学习的各位同

仁，你们就是那夜空中最亮的星，照亮我前行。

学员反馈之十六（卢江月）

我是一名基层医务工作者，2年前由于医术有限，一部分病人吃了我开的中药后没有什么效果，我也很是着急上火。偶然的机会看到灵兰中医里有宋老师的讲座，为了提高自己的医术，我抱着试试看的态度订购了宋老师的十大专病课程。看第一遍时就做了笔记，把宋老师讲到的重点和课件都写在了笔记本上，在工作之余翻翻看看，特别是遇到正好有这些病的病人，我还会多对着笔记研究一下。

宋老师讲的辨证方法和方剂都很有效，我现在门诊病人量也在慢慢增加。特别是用宋老师的方子，经过自己的辨证，治愈了一些疑难病，下面就举几个例子。

我用神效五苓散治疗了一位睡眠呼吸暂停综合征的病人。此病人50岁，中年妇女，略胖。近十余日觉全身肌肉痛，特别是上部躯干胸胁肌肉痛甚。偶有胸闷憋胀感，舌苔白腻，经过辨证，是由于水湿重引起晚上睡眠时气道堵塞所致。我想到宋老师说过，遇到疑难杂症可先辨气－血－水－神。此病人水湿重，就先用神效五苓散来调水湿。先开了三剂药，让病人先试试。吃完三剂后，这个病人又来找我，说症状都缓解了，心脏不舒服、憋胀感都减轻了，于是又开了七剂药，后来随访诸症都消失，嘱其加强运动，减轻体重。

还有一位37岁男性病人，3个月前发现血压高，口服西药降压药，血压还是忽高忽低，平均是170/100mmHg，舌苔白腻（很遗憾，当时没有拍下来留记录），证明此人有痰湿，先用神效五苓散调一下痰湿。服七剂中药后，病人反馈说，吃第三剂药后血压就正常了。现在降压药已经停服，血压一直正常。

这样的病例还有很多，如宋老师讲的癫狂梦醒汤，治愈了数个抑郁症的患者，还有用广当方治疗女性月经不调等。这些方子都是我经常用的，效果都很好。

　　在这里特别要感谢宋老师，让我的医术更上了一层楼。宋老师毫无保留地授予我们知识，让我们受益匪浅，我们用宋老师所传授的知识又治愈了病患，这些都是拜宋老师无私的倾囊相授。

　　后来我还订了宋老师的《金匮要略》课件，现在正在学习中，以后宋老师再有课我都会订购的，再次真诚地感谢宋老师。祝宋老师桃李满天下！